基于培养目标的护理教育发展史研究

——以杭州为例

曹梅娟　宇　寰　/　著

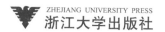

ZHEJIANG UNIVERSITY PRESS
浙江大学出版社

图书在版编目（CIP）数据

基于培养目标的护理教育发展史研究：以杭州为例 /
曹梅娟，宇寰著. —杭州：浙江大学出版社，2018.12
ISBN 978-7-308-17783-2

Ⅰ.①基… Ⅱ.①曹… ②宇… Ⅲ.①护理学—教育
史—研究—杭州 Ⅳ.①R47-4

中国版本图书馆 CIP 数据核字（2018）第 003365 号

基于培养目标的护理教育发展史研究——以杭州为例

曹梅娟　宇　寰　著

责任编辑	杨利军	
文字编辑	周　群	
责任校对	於国娟	
封面设计	春天书装	
出版发行	浙江大学出版社	
	（杭州市天目山路 148 号　邮政编码 310007）	
	（网址：http://www.zjupress.com）	
排　　版	杭州中大图文设计有限公司	
印　　刷	杭州高腾印务有限公司	
开　　本	710mm×1000mm　1/16	
印　　张	11.75	
字　　数	217 千	
版 印 次	2018 年 12 月第 1 版　2018 年 12 月第 1 次印刷	
书　　号	ISBN 978-7-308-17783-2	
定　　价	42.00 元	

序　一

    时光荏苒,不知不觉杭州护理教育已百年。正所谓"十年树木,百年树人"。护理学专业在这百年变迁中日趋成熟、完善,为促进人类健康发挥着不可或缺的积极作用。回顾历史是为了更好地展望未来。作为一名在护理工作岗位上奋斗了一生的老同志,一名曾获第 34 届国际南丁格尔奖的护理工作者,笔者始终不忘母校浙江省杭州护士学校的培养,看到本书的出版,一方面似又重温母校学习经历,另一方面又为我国护理教育事业的蓬勃发展和美好未来由衷地感到高兴。

    本书以浙江省杭州护士学校为研究个案,以培养目标为研究视角,考察和分析杭州护理教育发展史,与同类研究相比,具有以下特点:

    一、追溯历史,启迪未来

    本书作者在多年护理教育实践经验的基础上,致力于护理教育发展史研究,选择培养目标为切入点,通过对不同历史时间点的护理教育培养目标展开深入研究,寻找事实,利用所获取信息去描述、分析和解释过去,以期揭示当前护理教育发展过程中存在的一些问题,并对未来进行预测,以史为鉴,促进护理教育更好地发展。

    二、典型个案,举一反三

    本书采用个案研究方法,反映杭州护理教育从 1917 年到 2012 年近百年发展历史,具有整体性、独特性、启发性的特点。作者近几年通过追溯有关历史文献资料,访谈数十名资深护理教育相关人员,系统梳理分析后,将杭州护理教育发展史分为传入、自办、"以苏为师"、探索、停滞、复苏与高潮、多层次起步 7 个阶段,试图再现本研究个案所经历的护理教育发展变迁过程,同时思考与其他地区同类院校护理教育发展存在的共性特征,以期为解决本研究相关领域一般共性问题提供经验。

    三、主题提炼,逐渐明晰

    本书运用主题提炼法提炼出护理教育培养目标的演变规律,试图揭示近百年护理教育过程中培养目标从无到有、逐渐明晰的过程,并强调护理教育的培养目标需要遵循适应社会、以人为本、注重学术和体现发展的总体原则。

　　历史是一面镜子。对于一个国家而言,任何一段历史,都是那个时期的人民群众做出的共同选择。而对于一个国家的护理教育而言,其发展走向,是卫生体制政策制定者及所有护理工作者做出的共同选择。熟悉历史,分析历史,以史为鉴,启迪未来。

　　是为序。

张水华

2017 年 12 月

序 二

　　护理学是最古老的艺术，也是最年轻的专业。地球上自有了人类，便有了生、老、病、死的问题，而人类为维护健康、解除或减轻自身疾病及痛苦需要护理。护理学经过了漫长的历史发展，护理教育也走过了师带徒、中等教育和高等教育、岗位教育及继续教育等多层次、多类别的教学形式。回顾历史，才能更好地了解专业发展过程，明确专业发展方向，准确预测未来的发展趋势，更好地满足社会对护理专业服务的需求，提高人们的健康水平。

　　作为一名非护理专业出身却在护理教育岗位上奋斗了一生的老同志，我曾认真想过，护理学在成为一级学科后该何去何从？护理教育应该如何开展？我们要培养怎样的护士才能不辜负党和国家对学科的重视？在追逐高等护理教育的同时，30年中专教育是否仍有思考的价值与空间？

　　本书以我曾工作过的护校为研究个案，以培养目标为切入点，较为详尽地记载了其护理教育发展史。根据记载，护校经历了教会医院办学、政府自办、院校合并、学习苏联经验、停止办学以及多层次办学的阶段，可以说，这份记载了近百年历史的护校发展史是杭州现代护理教育发展的缩影，也可反映全国多地护理教育的共性发展状况。在这里，我想谈一下我所工作的时代——20世纪下半叶，护校处于中专层面的教育。在这个以初中毕业为起点，学制三年的教学计划实施过程中，护校经历了两个阶段大规模的教改：第一个阶段是1986年起由浙江省卫生厅发动的，教改的核心是医学模式转变后的护理教育培养目标的改变。第二个阶段是进入90年代后，由卫生部和世界卫生组织（WHO）亚太区合作规划的中国中等护理教育改革计划（即"NER计划"），并将试点单位放在我校。教改的重点是将布鲁姆的教育目标分类理论引入护理教育当中，其教改理念特别是对人文关怀、同理心等教学内容的强调，对后续护理教育发展影响颇深，对当前护理教育仍有积极作用。1995年前后，卫生部和WHO又在护校实施"UNDP护理发展项目"，教改的核心是护理师资培训，包括"请进来"和"送出去"。我们先后多次邀请包括美国新泽西州西东大学护理学院玛丽·安妮博士在内的众多国内外专家前来护校亲自授课，传递新理念、新技术，并派遣老师外出访学，这在 20 世纪 90 年代的中专教育培养层面是极其难得的,杭护校因此也曾得到了卫生部、省卫生厅、社会各界的广泛赞誉。

作为两次护理教改的主要参与者,同时也作为一名处于耄耋之年的老人,我惊喜于护理学科的蓬勃发展,惊喜于护理教育的高层次人才培养,惊喜于护理教育技术的不断革新,惊喜于护理学生的整体观、人文关怀、慎独精神,惊喜于我们的教育工作者前赴后继奔走在护理教育的热土上。

回望杭州护理教育史,它不是终点,也不只是一次回顾,而是对过去的反思,是一个契机,让我们投入更多的热情去谱写护理教育更美的篇章。

值此新书出版之际,我衷心表示,回望过去,立足当下,放眼未来。

2017 年 9 月于杭州

目　　录

第一章　导　　论

第一节　问题的提出

一、研究背景

19 世纪中期,弗洛伦斯·南丁格尔在克里米亚战争中从事护理工作,1860 年,她成立了世界上第一所正规的护士学校,近代护理教育阶段自此开始。我国的护理教育起源于 19 世纪后期。随着鸦片战争的爆发,近代护理教育思想传入我国,距今已有百余年时间。在此期间,我国的护理教育在教育理念、教育方针、培养模式、培养目标、办学性质、学制、课程设置、师资队伍建设等方面都经历了从无到有并日臻完善的过程。在漫长的历史长河中,护理教育与时俱进地培养高素质护士,在提高我国医疗护理服务和科学研究水平、满足人民健康保健相关需求等方面发挥了重要作用。

长期以来,护士作为一种专业性的职业群体,是提供健康保健服务的中坚力量,然而,研究发现,杭州地区 38.8%的护理专业学生有转专业意愿(梁冠冕等,2012),工作一年以上的护士职业倦怠检出率为 62.8%(叶志弘等,2008),护理专业队伍不稳定、离职率高等情况较为突出。鉴于当前的社会、政治、经济、信息、文化背景,护理教育工作者肩负着为杭州地区培养优秀护理人才的艰巨使命,社会各界和护理人员都对护理教育提出了新的问题:护理教育的培养目标应该是什么? 在国际竞争和市场化的大背景下,如何让护理教育培养出来的人才更具有适应性,符合广大人民群众健康照护需求? 同时,怎样确保培养出来的护士可以满足其自我良好发展的愿景,维持专业队伍稳定? 这些问题为本研究的开展提供了启示。

二、研究目的

本研究是隶属于教育学研究范畴的课题,需要从教育学、社会学、心理学、马克思主义著作等方面汲取相关的方法和理论,针对当前的护理教育现状,提出相应的教育问题,运用历史研究的思路,以培养目标为研究视角,对杭州护理教育历史资料进行梳理,并与当地护理教育的历史见证者进行访谈,初步探讨杭州护理教育发展过程并对其特征进行总结探索。本研究旨在把握其中的变化规律,为当下杭州护理教育的改革发展,尤其是对培养什么样的护士和怎样培养护士等问题提供历史借鉴和启示。

本研究将通过对杭州护理教育发展史的考察,回答以下几个问题:(1)杭州护理教育经历了哪几个阶段?(2)各阶段的培养目标及为实现培养目标所相关的教育学要素如何?(3)在当前时代背景下,多层次护理教育的培养目标应该如何合理定位与发展?

需要说明的是,笔者无意对杭州护理教育发展史进行全面系统研究,而是有所侧重地选择护理教育的培养目标作为切入点。

三、研究内容与方法

1. 选择历史研究法的原因

本研究主要运用历史研究法(又称纵向研究法),它是比较研究法的一种类型。之所以选择历史研究法,是因为:通过广泛的文献回顾,笔者发现在现有的关于护理教育培养目标的研究中,学者多采用理论研究或者以量性为主的研究方法,研究结果多以国内外护理教育培养目标的对比的形式来呈现。本研究希望通过历史研究法,研究杭州护理教育培养目标的发展史,从杭州近现代各历史相关事件的联系中找到因果关系,演绎出造成当前培养目标现状的原因,推测培养目标未来的转变。

2. 历史研究中需将研究个案作为基础

在选择历史研究法之后,研究者即面对一个问题:杭州地区护理教育发展的历史如此之浩瀚,到底应该选择面面俱到式的宏观史研究,还是关注某一地区、机构、历史事实之类的微观史(个案)研究(蓝勇,1997)呢?

通过一系列的历史研究文献资料阅读,研究者总结发现,微观史(个案)研究绝非游离于宏观史之外,二者是一种互补关系(张海荣,2013)。微观史研究可理解为针对某一个案的深入研究,这个看似独立的研究结论可以为深入研究整体结构提供示范作用,可在一定程度上充实宏观历史研究;在经历了若干微观史(个案)研究后,可总结其中的个性与共性,进而形成宏观史。也有学者表示,没有坚实的微观史(个案)研究作基础,新史学思潮便难以生存下去(马征,2011)。

3.研究个案的选择

基于个案研究不同于量性研究中"总体一致性"的特征(王宇,2007),为保证研究质量,研究者在杭州地区护理教育的相关院校中进行了筛选,选择了历史悠久、培养层次多样的研究个案(其前身为浙江省杭州护士学校,建校历史可追溯到1917年,前后经历中专、大专、本科、硕士在内的多层次护理教育形式)。该个案在杭州地区的护理教育发展中具有一定的代表性,同时由于其20世纪90年代数次与WHO(世界卫生组织)合作完成护理教改计划,强调了其典型性特征(Ragin,1987;Bilter et al.,2015),符合个案研究抽样逻辑。

第二节 相关研究现状

一、国外护理教育的现状

20世纪初期,美国开始发展护理教育,以耶鲁大学和加州大学为先驱先后设立护理学学士、硕士及博士学位。同期,大洋洲、亚洲、非洲也开始了护理教育的探索,到20世纪中期,许多国家和地区有了多层次的护理教育体系(梅人朗,2000)。

二、国外护理教育史研究

20世纪以来,国外学者开始尝试护理教育发展史的研究,对护理教育的发展起到了推动作用。

宏观史研究较为广泛。通过检索国外护理教育史研究发现,这一方面的研究以宏观史研究为主,符合普遍历史研究的规律。"宏大叙事"的研究范式也在早期的护理教育史研究中被广泛应用。1948年,布朗即以美国护理教育发展50年中护理界领导人的研究成果、报告和论述为研究资料,探讨分析如何提高护理教育水准的问题(梅人朗,1998)。而后,刘义兰将研究对象选择为20世纪30年代后期欧洲的护理教育史,鉴于医疗技术革新、住院病人增多的医疗背景,他认为下一阶段护理教育的方向应转变为培养专科护士,进而开始探讨护理的专科化教育(刘义兰等,2002)。美国学者Karen J. Egenes(2004)在他的著作《护理历史》中宏观地回顾了护理教育的发展历程,认为护理教育的下一步在于开发高级实践护士角色以及明确护士职业发展规划、定位等。2012年,Tiina Numela回顾了芬兰护理教育的过程,认为护士的角色不断变化,工作范围越来越宽,工作需求日趋增多,很多护士承担了原先医生的工作职责,护士的受尊重程度提高,对社会福利和健康发展发挥了更大作用(Tiina et al.,2012)。

微观史研究较为成熟。微观史学是20世纪七八十年代在西方国家出现的一种史学研究新思潮(李剑,2013),它改变了宏观史"长期结构式"的研究模式,转至以历史上的"见证者"(包括精英群体和普通人民)以及重大事件为研究对象开展史学研究。可以说,微观史研究是针对宏观史研究中存在的很多局限性而提出的,微观史研究中的研究思想常常是对宏观史研究的移植和沿袭。在国外护理教育史的研究中,近代较多学者开始侧重于以微观史研究为切入点,进而反映出局部历史现象,衬托宏观历史事实。如,2009年,美国爱达荷州疼痛管理专科护士Randall Hudspeth以半结构式访谈的形式访谈退休护士,记录爱达荷州护理业自1909年开始的发展变迁,然而研究的切入点并非历史的变迁,更多地侧重于不同历史阶段护士面临的挑战问题,最终他提出当下爱达荷州护理工作者面临的最大挑战主要来自高层次护士的培养、运用,以及与医生职责冲突的困境,提出下一阶段可在护理教育方面提升对护士能力的要求,在管理层面正确划分医护职责,促进团队合作。

教育史研究对护理教育起推动作用。无论是宏观史研究,还是微观史研究,本质上都不是一种非此即彼的关系,而是从不同侧面去推动护理教育的发展。如以英国为代表的欧洲护理教育,符合前文中有关于欧洲护理教育史的相关研究结果,如大专及本科均实行专科化培养,学生毕业后申请注册,成为相应专业的注册护士(徐燕等,2004)。英国国家健康服务部(National Health Service,NHS)在宏观调查分析后提出学生终身学习能力和习惯的培养尤其重要,于是从培养目标角度,强调4方面核心能力:循证能力、学习能力、解决问题的能力和决策能力(QAA,2013)。

美国护理学院学会(American Association of Colleges of Nursing,AACN)先后有3个版次护理教育专业标准,在1998年的第二版中,AACN在吸取第一版标准精华的同时,根据布卢姆的教育目标分类理论将护理教育的人才培养目标分为认知领域(核心知识,如促进健康、降低危险性、伦理、多元人类、全球健康服务系统和政策等9项),技能领域(评估、沟通、技术操作、批判性思维能力4个亚类)(尹自芳,2005),情感领域(包括专业价值观和角色发展 2 大亚类),第一次将目标分类理论运用到培养目标的制订过程中。2008 年,AACN 进行了第二次修订,提出了 9 个领域共 97 个亚类的培养目标,拓展的内容包括循证实践能力、跨专业的人际沟通协作能力、专业思想和价值观、参与健康保健政策制定、监管环境和医学金融的能力等(Cynthia,2011)。由此可见,护理教育的培养目标随时间发展逐步显现并细化。

三、国内护理教育的现状

麦克奇尼是第一位受过专业训练后在华长期工作的护士。1887 年,她率先在中国开办护士短训班,1888 年约翰逊在福州成立我国第一所护士学校,开启了较为正规的学校护理教育。截止到 2003 年年底,全国共有 255 所学校开设大专层面的护理教育,学制二到三年;开设护理本科教育的院校有 133 所,修业年限四到五年;开设护理硕士研究生教育的院校有 30 所,修业年限三年;开设护理博士研究生教育的院校有 1 所,修业年限三年。目前,国内外护理教育已走过学徒式的职业培训时期、以医院为基础的护士学校教育时期,进入到高等护理教育形成发展新阶段(姜安丽,2017;陈明,2011)。

四、国内护理教育史研究

教育史研究以宏观史研究为主。国内将历史研究法运用到护理教育发展的研究较少。通过在知网、万方、维普等数据库进行文献检索可发现,关于护理教育史的研究主要集中在护理专家和各级医疗护理机构方面,大多为宏观史研究,此类研究最早可以追溯到 20 世纪末。

如,北京市卫生局医教处(2000)发表了《北京地区护理教育的回顾与展望》,以某地区为切入点较为宏观地总结回顾了新中国成立 50 年来护理教育经历的 5 个发展阶段及影响护理教育发展的重大事件,如取消和恢复高等护理教育等,最后提出下一阶段教育层次需高移、高职教育持续蓬勃发展、继续教育进一步深化、在职学历教育再现高潮等五点展望。2004 年,由时任中华护理学会理事长的黄人健(2004)在《中华护理教育》创刊之际书写的《教育之业,百年之计》一文(创刊词),强调了新中国成立以来护理教育取得的巨大成绩,并认为将来的护理事业应该走专业化发展道路,这是护理专家对护理教育发展的经验分享。王斌全等(2007)发表《护理教育史》一文,回顾了欧洲、美国以及中国的护理教育发展历程,着重于对历史事实的记录。

微观史研究探索也具有重要意义。涂明华等(2012)对护理教育微观史研究展开了尝试,以九江学院的办学历史和杰出人物为线索,详细记录了该院校护理教育的历史,这是对九江学院办学历史的完整追溯,对该院校护理教育发展具有积极的影响。从局部到整体的这一逻辑关系可在一定程度上反映出护理教育的发展历史。

目前,我国护理教育史研究仍较少,因此对护理教育的积极作用也较为有限,护理教育的发展多数受到社会需要、国际标准等因素直接或间接的影响。护理学科在新中国的学科教育体系中是一个新兴的一级学科,其教育史研究的开展必然可以从根源上追溯护理教育的发展变迁,在当下呈现出历史赋予的时代价值。

第三节　本课题研究的意义

一、理论意义

在社会科学研究中,历史研究是元研究的一种类型(李春兰,2007)。与其他的专业教育历史研究相比较,护理教育史的研究较少,专门针对某一教育学相关概念(本书为"培养目标")的演变开展的研究则鲜有记载,因此本书通过系统梳理杭州地区护理教育培养目标的演变,阐释杭州护理教育近百年来发展变迁的阶段及人才培养目标的演进过程,并概括出每个阶段护理教育培养目标的特点,为当代护理教育发展提供有价值的理论指导。

二、现实意义

从教育发展的角度来说,研究杭州护理教育培养目标发展变迁的历史,总结护理教育前辈在制订相关培养目标后所付诸的历史实践,总结护理教育先驱如何将护理教育与社会现实相互结合,从中发现它的客观规律与基本经验(陈晶,2007),不仅有利于获得杭州护理教育的史实资料,还可以史为鉴,古为今用,更会启迪未来,为当代杭州护理教育培养目标的制订和变迁方向提供历史依据。

第四节 课题性质和研究依据

一、课题性质

本研究同属于个案研究与历史研究范畴。个案研究是自然主义的、描述性的质性研究,根据个案数量划分,个案研究可分为单一个案研究和多重个案研究;以目的和数量划分,可分为探索型研究、描述型研究和解释型研究。本研究为梳理杭州护理教育发展历程,研究个案选择了一所拥有百年护理教育历史的护理院校,以培养目标为着力点,对该个案的护理教育进行全貌式的描述和分析,并展开深入研究,这属于描述型单一个案历史研究(李峥等,2012)。

二、研究依据

中国护理教育起源于 1888 年,至今已有一百多年历史,形成了包括硕博士在内的多层次护理教育形式,但现存的护理教育仍然存在一系列问题亟待解决。因此,研究者选择:①历史研究,以时间为中心,对已存在的资料深入研究,寻找事实,利用这些信息去描述、分析和理解过去,同时揭示当前关注的一些问题,或者对未来进行预测(李峥等,2018)。②个案研究,以一典型事例、人物、机构为研究对象,进行全面系统的研究,了解其发生发展规律,为解决问题提供经验。

需要强调的是,与量性研究有所不同,质性研究有其特定的哲学观和理论基础,在历史研究中强调历史资料的搜集、评估、总结、诠释,在个案研究中强调研究者不带任何假设进入现场,参与观察或深入访谈来搜集资料,以此进行总结归纳,揭示现象发生的原因。

基于此,本研究有以下特点:①遵循教育学原理的知识体系,在历史演进的各个阶段均以时代背景为导入点,再过渡到护理教育相关的政治背景,后延伸至培养目标及相关的教育学要素。②基于布卢姆的教育目标分类理论,首先根据培养目标的显隐程度将百年护理教育发展史划分出不同的阶段,其分类的基础即为培养目标的不同形式,如培养目标的模糊、潜隐等;再分析各历史阶段培养目标的制订过程,梳理人才培养过程中对质量规格的要求,具体包括反思和考察培养目标的细化过程,以及如何将抽象的培养目标转换成可量化的具体指标等因素。③马克思主义关于人的全面发展学说可在研究中突出反映各个阶段的培养目标是否符合人的全面发展,符合德、智、体、美、劳等各方面发展的需求,其结果直接反映为各章节的小结及评价。④结合建构主义学习理论将护理教育的本质看成是意义的建构过程。在护理教育的发展变迁中,按照理论要求逐步培养护生实际分析和解决问题的能力,提高其主动性,培养他们拥有评判性思维和创新精神,并且在不同时代背景下帮助师生双方重新进行角色定位,引进及不断更新教学方法及手段。在教育学原理、教育目标分类理论、马克思主义关于人的全面发展学说、建构主义学习理论基础的共同指导下,本研究通过史料和访谈相结合的方法来获取真实历史信息,揭示杭州护理教育发展的变迁规律。

第二章 杭州护理教育的传入
（1917—1949 年）

第一节 西医东渐及历史文化背景

西医西药传入中华大地的历史可谓悠久，据史料可追溯到唐代，古有大秦国阿罗本将聂斯托里派传入长安，并借医病救人而传教的资料记载（秦永杰，2007）。《经行记》中有记："拂苏国有大秦，善医眼及痢。或未病先见，或开脑出虫。"在近代，西方帝国主义国家用洋枪钢炮轰开了中国闭关锁国的大门，一系列不平等条约的签署使清政府丧失了政治、军事、经济和外交的独立，中国主权遭到严重破坏，两次鸦片战争改变了中国社会的性质，西方列强利用战争所谋取的特权，疯狂地向中国倾销商品，掠夺原料，中国市场在被动中卷入世界资本主义市场，中华民族自给自足的封建经济逐步解体。

与此同时，一大批传教士带着"以基督来征服世界"的狂热涌入中国。许多传教士发现，借医传教可以赢得包括中国社会底层人民在内的绝大多数中国人的信任和尊重，于是建医院、办学校成为传教士的主要传教手段（甄橙，2008）。如果说伴随着鸦片战争而来的西医东渐活动是一种侵略者强加给中国人民的文化输入，那第二次鸦片战争以后，则是中华民族努力学习吸收西方文化。伴随着洋务运动的开展，中国涌现出一大批有为青年，他们提出"中学为体，西学为用"，保"中学"，学"西学"，高喊"师夷长技以制夷"，努力学习西方医学科技，翻译西医著作。西方医学就在这样的历史背景下开始传入中国。现代护理教育则以南丁格尔的教育理念为先驱，作为西医东渐的一个重要环节在中国广泛传播。杭州作为当时清朝的繁华城市之一，国外教会医师及护士在晚清时期就纷纷来到此地传教、行医及开办学校，杭州护理教育事业也由此开始。

第二节　护理的传入

一、杭州广济医院的成立

1835 年,美国人伯驾在广州市新豆栏街 7 号丰泰洋行内租屋成立"广州眼科医局"(Stevens et al.,1896),又名"新豆栏医局"(1859 年改名为博济医院),这是中国第一所新式教会医院,也是我国乃至远东建立较早的西医院之一。1869 年,英国圣公会派 Meadows 医师在杭州横大方伯巷设立戒烟所,1870 年改为杭州大方伯医院,1871 年由英国圣公会主办,并正式改名为广济医院(朱德明,1995),由梅滕更(David Duncan Main)夫妇来负责该院。这所医院在新中国成立后改名为浙江大学医学院附属第二医院,是 20 世纪前后杭州地区声望最高、资格最老、最具代表性的教会医院之一。杭州广济医院的成立标志着杭州西医发展的开端。

二、杭州广济医校的成立

1883 年以广济医院所在地为办学基础,新的广济总院开始筹建,翌年落成。同期,在广济医院内开设医校。1904 年,广济医院产科学堂成立,并招收第一届产科学生。1906 年,时任广济医院负责人的梅滕更将广济医院与广济医校划分为两部分,以大方伯屋舍为医校校址,并正式定名为广济学堂,内分医学堂、药学堂和产科学堂。此三学堂后又分别改称医学专门学校、药学专门学校和产科专门学校(洪昌文,1982;李传斌,2005;周东华,2014)。这与当时西医发展较早的福建地区处于同一水平,由此可见,杭州教会医院办学教育处于全国较为领先的地位。

三、杭州广济护校的历史渊源

关于杭州广济护校的历史记录资料较少,仅在浙江省档案馆历史复印件中有所发现——"距今(民国三十六年,1947 年)三十年前附设护士学校,设备完善其成绩早经脍炙人口……不幸抗战军与,杭桓沦陷,该校被迫停办",这是目前发现的文献记载的建立最早的杭州地区护士学校,即上文中提及的杭州广济医院(今浙江大学医学院附属第二医院)高级职业护士学校(以下简称"广济护校"),创办时间据史实资料可认定为民国六年,即1917年(浙江省杭州护士学校,1952)。1918年广济医学各科专门学校报请教育部备案,当时在全国处于领先地位。图2.1至图2.5为广济护校的部分档案资料。

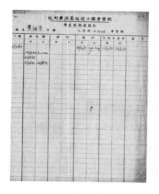

图2.1 广济护校
1935年入学学生
假期记录表

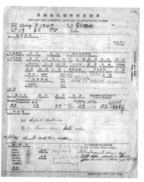

图2.2 广济护校
1936年入学学生
的三年报告单

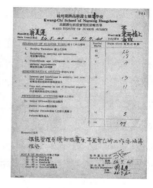

图2.3 广济护校1936年
入学的高级护生病房
实习成绩报告单

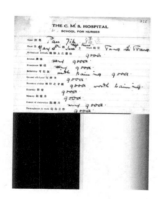

图2.4 广济护校1936年
入学学生实习科室成绩

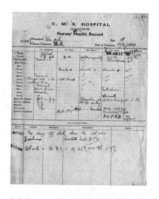

图2.5 广济护校1936年
入学学生实习总成绩

从全英文表格中可看出广济护校学风严谨,在每个科室实习的过程中强调专业态度(professional attitude)、兴趣(interest)、敏捷(promptness)、可信度(reliability)、有效力(general efficiency)、执行之才能(executive ability)、节俭(economy)、记忆力(memory)、观察力(powers of observation)、细致全面(thoroughness in work)、对于病者之注意及爱心(attention&kindness to patients)、对待医师与护士长有礼貌(politeness to Drs & head-nurses)、守时(on time)、有秩序(orderly)、服从(obedience)、安静(quietness)、整齐(neatness)。

四、护理新理念的传入

伴随着护理教育的逐步传入,一些在当时较为先进的护理理念、护理技术以及护理教育思想和方法也传入晚清时代的中国,对我国的护理学发展和近代护理教育体制建立都具有一定的促进和推动作用。有一些关于西医护理学理论方面的著作也被编译成中文,供我国第一代护理工作者学习。著名的近代民主革命家、"鉴湖女侠"秋瑾祖籍浙江山阴(今绍兴),她除了是妇女解放运动中的领军人物,也是我国近代护理学的先驱者和开创者。秋瑾翻译了《看护学教程》,在序言中她写道,"看护法者,医学中之一科目,而以为治疗者之辅佐也。故欲深明其学,施之实际,而能收良好之效果者,非于医学之全部皆得其要领者不能;且即使学识全备,技艺娴矣,然非慈惠仁爱,周密肃静,善慰患者之痛苦,而守医士之命令,亦不适看护之任"(李树华,1995)(见图2.6),深刻阐述了护理(旧称"看护")工作的职责、性质、意义。序言中她还写道:"人君博爱,世界具有同情,故救死扶伤,无分彼此,斯博爱

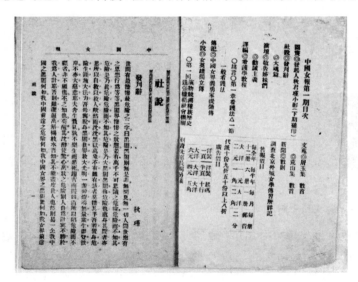

图2.6 1907年1月14日《中国女报》

之旨也。惟习俗所锢,往往有视看护为贱业者,此则谬之甚者也。夫看护为社会之要素,妇人之天职,固无俟吾辈喋喋;抑亦有一言者,人生斯世,孰无亲子兄弟,而疾病痛苦又所难免,则健者扶掖病者,病者依赖健者,斯能维持社会之安宁……"秋瑾对护理从业者职业素养的仁爱和细致等方面提出了要求,并且对当时社会上将"看护"视作"贱业"的观点进行了批驳(胡燕,2010)。1915 年 9 月,中华护士会编译出版《护病教科书》和《接生须知》(李秀华等,2009)。

早期出版的护理思想、理念及技能书籍虽然在翻译撰写的过程中质量参差不齐,大多是一些普及常识的读物,但这些护理理论在晚清时代对中国社会及人民产生了一定的影响,加速了护理的传播,帮助第一代中国护士成长,明确了他们自身的职业定位,同时也帮助社会大众理解并尊重"看护"岗位,对杭州地区护理教育体系的建立具有重要的作用。

第三节　护理教育的培养目标及相关的教育学要素

在西医东渐的历史背景下,护理教育由西方传入,这期间护理教育主要以西方传教士师带徒式及教会医院附设护士学校这两种形式展开。本书基于对教育的界定为狭义概念——学校教育,故以广济护校为例展开研究。笔者在追溯历史文献记录资料时,通过以下教育学要素反映此阶段的护理教育开展情况。

一、学制

伴随着政治、经济、文化的发展,传统的学徒制已经不能满足要求,在这样的社会背景下,教会医院开始附设护士学校。这种类型的学校属于资本主义性质,与中国传统封建主义的教育性质大相径庭,护士入学时不仅仅应该具备初中文化水平,还应该年满十八周岁,同时满足未婚女性这一条件。

> 我是 20 世纪 30 年代护校毕业的……当时报考护校的条件有 3 个:一是初中毕业或等同于初中毕业的同等水平……二是十八岁以上……三是未婚女性……(傅梅生等,2012)(FMS-1931)

从修业年限的角度来看,广济护校采用的是弹性学制;招生任务不明确,主要是为医院培养实践性人才。

> 抗战胜利后护校恢复招生……在教育局正式备案。1946年招生7人,1947年大概17人……1949年杭州解放,英国人撤离,护校就没有再招生……在最初的设想里,护校学制是三年半……但毕业时新中国已经成立……学制改为三年。(凌梅先等,2010)(LMX-1949,ZBH-1949)

二、教学方式、教师队伍

从教学内容和教学方法上来看,中国传统护理教育主要是学习中医护理,以师傅个人施教、灌输的方式来学习。西医护理传入以后,尤其是教会医院附设护士学校后,采用了西方班级授课制,教育者除分科讲授内容外,还很重视在医院的实习与见习。此阶段的教师队伍大部分为西方的传教士。

> 从入学后的第二学期开始,学生要下到临床,实习和上课各占一半。……英式的教学方式提倡护理工作要归于实践,因此在实践中的学习才是最有效的。……我们的总护士长是一位英国人,她对学生的要求是相当严格的……(凌梅先等,2010)(BYZ-1949)

三、入学考试及课程设置

不同于中国传统教育,广济护校的入学考试较为注重学生的综合素质和英语水平,被录取后需先读一学期的预科班学习医学基础知识,期末考试通过后才可以继续学习。广济护校的课程设置遵循英式教学体系,预科班结束后,就进入到临床中一边上课一边实习,直到毕业。

> ……没有像现在的公费教育系统……护校成为许多经济不算宽裕的学生的选择。……入学考试主要是检测学生的英语能力和综合知识。笔试通过之后……面试一般都采用英语问答……了解考生的口语、气质及品格思想……被护校录取后,要经过一个学期

的预科班学习……再次做筛选……必须通过期末的考试,才能继续念下去。(凌梅先等,2010)(LMX-1947)

　　预科班时,主要学习一些医学基础课程,包括伦理学、生理学、解剖、物理、化学等,……从第二学期开始就要下到临床……开始半工半读的生涯,直至毕业。(凌梅先等,2010)(ZPL-1947)

四、专业思想的培养

　　广济护校很重视对学生专业思想的教育,开设伦理学并把伦理学作为护校课程中最重要的部分,这与教会医院的背景也是相吻合的。这期间,教会医院的护士基本上都是基督教徒(傅梅生等,2012),护士思想稳定,鲜有人离职。

　　　伦理学的精髓:"患者将自己的生命交到你的手中,你就必须全心地给他仁爱,……必须仔细观察,从头负责到脚。"这种宗教式的"仁爱"精神播种在护生们的心中,护生们发自肺腑地关爱每一位病人。虽然病人住院无家属在身边……护理工作极为繁忙,事无巨细……"又脏又累"……但广济护校培养的护士们鲜少有人主动离开护理岗位。对岗位的热爱,对患者的关注,成为护士在就业中备受欢迎的主要因素……而这些都不能不提是受宗教式伦理教育的影响。(凌梅先等,2010)(ZBH-1949)

第四节　本章小结

一、将"杭州护理教育的传入"作为本章标题的考虑

　　中国是一个现代化起步稍晚的国家,在起步阶段,各方面都受到国内外诸项因素的影响,护理教育也不例外。虽说教育在我国自古就有,然而现代护理学仍来自发达资本主义国家,现代护理教育更是在 19 世纪末 20 世纪初伴随着西医东渐的传教行为来到中国的。杭州是晚清时对外交流开放较早的城市之一,最初的护理教育无论是护理教育体系、学制,还是教育方式、

教学方法和课程设置等都受到当时发达资本主义国家的影响,受英国爱丁堡医学院的影响最大(禹思宏,2012;王珂,2014),这符合当时我国教育变迁的实际情况,故研究者将本章标题设为"杭州护理教育的传入"(简称"传入"阶段)。选择1917—1949年这个时间段,源于历史可追溯资料中最早的护理教育机构广济护校建立于1917年,截至1949年是由于新中国成立后广济护校外籍教师的撤回。虽然在此期间广济护校由于战争等停办,但是不影响其对当地护理教育的发展所起的作用。

二、讨论

1. 本阶段护理教育特征表现为宗教特色鲜明

本章谈到了以基督教传教士开展医学活动为萌芽,以近代革命家推崇西医文化为驱动,护理教育正式传入中国。在传入过程中,现代护理是衍生自西方医学体系的产物,而清末时期的中国已经拥有独立的医疗体系——中医,可想而知,西医在传入初期必然受到了一定的阻力,然而,随着时间的推移,西医又迅速广泛地为一般民众所接受,直至影响中国社会上层,其核心不仅来自人民对医疗服务的真实需要,也来自中西医相似的起始点——宗教(何小莲,2006),因此宗教是这个阶段西医东渐乃至护理教育中不得不提的一大特色。通过前文中3位当事人撰写的回忆录不难发现,"传入"阶段的护理教育十分强调"仁爱"与"奉献"精神,课程设置中贯穿伦理学的精髓,强调慎独精神。

2. 本阶段护理教育培养目标的历史评价

在现有历史文献记录性资料中,笔者未发现关于"传入"阶段护理教育培养目标的记录,学制、课程设置等教育学相关要素的深入探索也鲜有直观显示,因此可以说"传入"阶段的护理教育培养目标较为模糊,但以下几点是可以明确的:①这期间的护理教育直接沿袭了英式护理教育传统,除重视宗教信仰的培养外,亦极其重视理论与实践相结合及自然科学技术的学习,还借鉴了其他西方国家护理管理中"三班制"、轮休制等先进的管理制度;②教会附属护士学校培养出来的学生大多就业于新式医院,并且成为医院里第一批接受过正规护理教育的护理从业者,他们在具有精湛的医护技术的同时,热情服务大众并赢得了人们的尊重;③教会护士学校免学费、适当发放生活费的教学管理方式切实保障了护生的生活,促进了护士队伍的稳定和壮大。因此,可以说这期间的杭州护理教育促进了杭州地区医疗卫生事业的发展,顺应了时代发展的潮流和人民生活的需要。

　　与此同时,在这场以宗教为先导的护理教育中,西方传教士是绝对的主导者,他们带来的很多护理新技术、新理念无不震撼着几千年来封建思想统治下的杭州人民,人们在接受西方护理抑或是护理教育的同时开始了自强不息的探索,这对及早建立"国人自治"的护理教育具有一定的积极作用,这是本阶段另一显著的历史意义。

第三章　杭州自办护理教育的开始
（1925—1949 年）

第一节　历史文化背景

19 世纪前后,西医传教活动在中国带有极强的慈善色彩,中国士人根本不把它放在眼里(高晞,1996)。然而,这种向社会底层人士提供的具有相当规模的慈善活动,给病人带来了切实的利益,随着广济医院在杭州的"示范效应","医院"开始逐渐被人们认可,以医院为基础的医学教育形式开始萌芽。

1912 年,教育部颁发《大学令》(壬子学制),该法令取缔了封建教育体制,建立健全了近代教育体系。在医学教育方面,公布了医学专门学校规程、修业年限和必修科目,将医学列入正式教育系统,次年,教育部规定医学学科预科一年,本科四年(甄橙,2008)。

第二节　自办护理教育的萌芽

一、浙江省立杭州高级医事职业学校的成立

1925 年 6 月,浙江省立女子产科学校成立,1926 年更名为浙江省女子产科职业学校,由省教育厅主管,1940 年 4 月,省英士大学医学院将附设高级护士、助产两科划出,成立浙江省立杭州高级护士助产职业学校,自此杭州地区自办西医护士学校开始(浙江医学高等专科学校,2017)。1943 年,该校增设药剂科并改名为浙江省立杭州高级医事职业学校(彭连生,2012),这便是历史上较为著名的"省立高医"。该校在历史上曾两次外迁,分别至永嘉(1937 年)、临海(1938 年),1946 年迁回杭州。图 3.1 至图 3.2 为浙江省立杭州高级医事职业学校的部分档案资料。

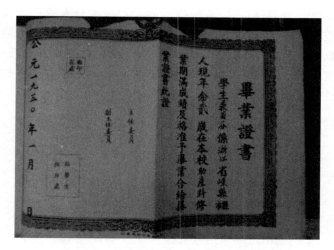

图 3.1 浙江省立杭州高级医事职业学校毕业证书

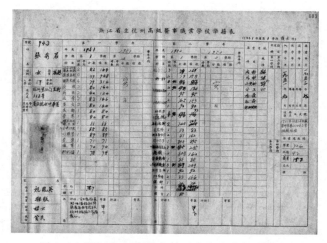

图 3.2 浙江省立杭州高级医事职业学校学籍表

二、杭州私立仁爱高级护士职业学校的成立

1928 年 1 月 6 日,法籍天主教修女 Sr. Haccard 在杭州刀茅巷 222 号创办杭州仁爱医院,又名圣心医院,中国籍修女孙儒理任第一任院长(朱德明,2012)。1947 年,杭州市私立仁爱高级护士职业学校(以下简称"仁爱护校")在浙江省教育厅和杭州市教育局备案批准下成立(中华民国政府教育

部中字第 70580 号训令）。仁爱护校的成立资金主要来源于仁爱医院和基
金会的双重支持,学校选址在杭州市刀茅巷 177 号,学校定位为高级护士职
业学校。成立初期,学校由校长办公室负责,校长办公室下设教导处、事务
处和会计室(仁爱护校,1947)。图 3.3 至图 3.9 为杭州市私立仁爱高级护
士职业学校的部分档案资料。

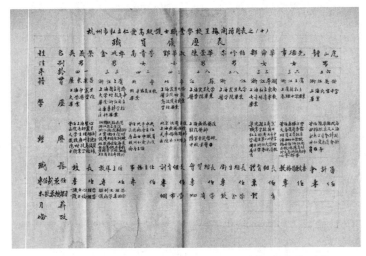

图 3.3　杭州市私立仁爱高级护士职业学校职员履历表

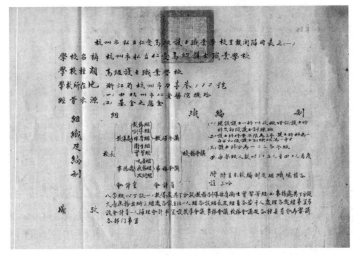

图 3.4　杭州市私立仁爱高级护士职业学校组织人员安排表

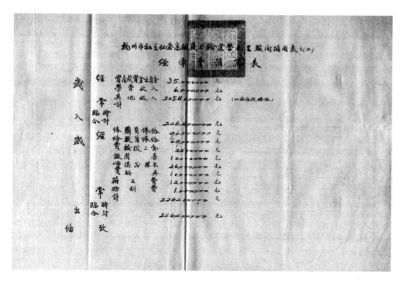

图 3.5　杭州市私立仁爱高级护士职业学校经费预算表

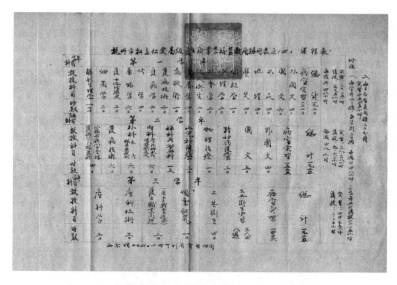

图 3.6　杭州市私立仁爱高级护士职业学校课程表

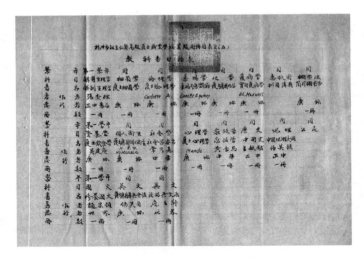

图 3.7　杭州市私立仁爱高级护士职业学校教科书目录

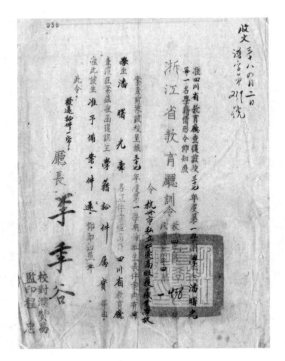

图 3.8　杭州市私立仁爱高级护士职业学校 1937 年毕业证

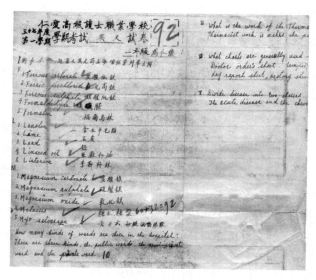

图 3.9 杭州市私立仁爱高级护士职业学校 1937 年英文试卷

三、其他自办护理教育的形式

同时期,杭州护理教育形式还有虞翔麟在杭州皮市巷附近成立的祥林医院中医伤科护士班(1927 年)(杭州市中医协会,2009)、省民政厅卫生实验处创办的临时护士讲习所(1937 年)、战时卫生人员工作讲习班(1939年)、省卫生处创办的护士训练班(1941 年)等(朱德明,2009)培养护理人才的各类学校、机构,它们运用当时先进的中西医教育理念和教学方法,在漫长的战争年代培养了众多护理人才,满足了杭州人民健康照护的需要,推动了杭州护理事业的发展。

第三节 护理教育培养目标及相关的教育学要素

这期间杭州的护理教育,有公办的省立高医,也有西方教会医院和基金会支持、政府备案的私立仁爱护校,办学性质多样,护理教育也从西方传教士的文化穿透式教学逐渐转变成国人自主培养护士。研究者这期间依然未查到护理教育培养目标的文献记载,但已查到护理教育的学制、课程表、教科书(含参考书)目录等教育学要素,下面将以省立高医和仁爱护校为代表

23

讨论这期间杭州护理教育培养目标相关的各个教育学要素。

一、学制、课程设置

省立高医的前身为浙江省立女子产科学校,最早招生的专业为助产专业,后拓展了护理专业。据史料记载,1937 年有 17 名护理专业毕业生。虽然未查询到关于修业年限和入学标准的历史记录,但现存的可查询资料显示,该校在新中国成立前共培养护士 152 名,助产士 544 名(浙江省杭州护士学校,1949),新中国成立前毕业总人数为 875 人(含医学专业)。

此阶段出现了护士专科化教育的萌芽。1926 年培养特班护士 14 名,1948 年毕业公共卫生护士 4 名,其他年份也尝试培养公共护士或通过开设看护补习班等形式培养专科化护士。据《浙江医药史》记载,正式护士学校毕业生经过 6 个月训练并通过考试才能成为一名公共卫生护士(朱德明,2009)。由此可见,公共卫生护士是比普通护士更高一级的护士。

仁爱护校学制三年,每学年招生 25～40 人,开设课程 37 门(仁爱护校,1947)。第一年以解剖生理学、细菌学、药物学、化学、社会学、营养学、历史、地理等医学基础课程和公共基础课程为主,第二年以外科、内科、妇产科及泌尿科、小儿科、物理治疗等医学专业课程为主,第三年以产科学、产科技术、个案研究、公共卫生等医学技术及科研课程为主。三年的在校学习都兼顾中文和外文的学习,除此之外,每个学年都安排临床实习。

二、师资队伍

仁爱护校虽然也是在天主教仁爱医院基础上建立的护士学校,但其在创办之际聘用的 13 名教员和 10 名职员均为国人,这是与广济护校最大的不同之处。仁爱护校由毕业于上海震旦大学医学院的吴义崇担任校长并负责讲授护士心理学及伦理学课程,金兆年担任教导主任并负责讲授解剖生理学、药理学课程,其他教员也大多毕业于知名医学学府(如上海震旦大学医学院、国立浙江大学、国立中央大学、香港大学等),教职员分专职和兼职,并根据学校建立初期的组织和编制分配到教务处下属实习组、卫生组、训练组、体育组和教务组(仁爱护校,1947),权责分明,保障了仁爱护校良好的师资基础,并打破了"传入"阶段由西方传教士主持护理教育的局面,实现了护理教育的国人自治。

三、教学方式

仁爱护校成立之际也对教科书、参考书目、仪器、标本等诸多方面进行了规划和预算(仁爱护校,1947)。在教科书的选择上,伦理学、护病学、个人卫生等护理专业课程的教科书多数是西方著作的译本,家政学、中国史、中国地理大纲等课程的教科书则选择国人自编的书籍。仁爱护校还罗列了数目繁多的参考书目。对所用的仪器和标本也进行了详细的罗列,如建校初期有 3 台 R. Ceichert 生产的显微镜、美国生产的大小 500 件化学仪器、仁爱医院提供的150 件产科标本、上海医学馆提供的动植物标本若干等。这些都足以证明,仁爱护校重视实验教学。仁爱护校在课堂中设置模拟情景开展教学,为护生提供了一个良好的临床模拟学习环境,是护理教育史中实验实训教学上的一大突破。

四、学校管理

这期间护士学校的管理也日趋成熟,省立高医校徽章(见图 3.10)凸显出该校的办学性质和定位。不同于现阶段圆形居多的校徽,当时的校徽多半为三角形。另外,仁爱护校也对教学经费、办公费用等进行了规范,凸显了此阶段护理教育中院校管理方面的进步。

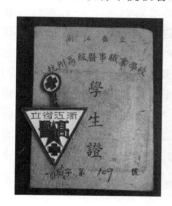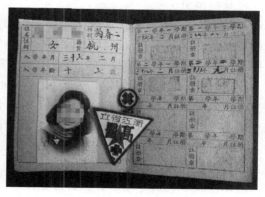

图 3.10　民国三十七年(1948 年)省立高医学生证上的校徽章

第四节　本章小结

一、对"杭州自办护理教育的开始"阶段命名和时间段的考虑

20世纪上半叶,杭州处于动荡不安中,历经了军阀混战、抗日战争等。在西方传教士传入护理教育对杭州乃至全国产生广泛冲击后,自办护士学校开始兴起,因此研究者将此阶段命名为"杭州自办护理教育的开始"(简称为"自办"阶段)。"自办"阶段始于1925年浙江省立女子产科学校,止于1949年。单纯地从时间节点上看,"自办"阶段与"传入"阶段有所重叠,事实上研究者在研究中也曾试图将两个阶段完全划分开来,而后发现"传入"与"自办"两阶段之间并非是一种非此即彼的关系,原因是在1917年广济护校成立后,作为基督教附设的教会广济护校在这个历史阶段一直影响着杭州地区的护理教育。

二、讨论

1.本阶段护理教育特征表现为国人自治,护理教育形式多样化

现有的历史文献资料显示,1928年后,国民政府制定了一系列教育政策,护理教育在学习西方先进教学理念的同时进入到"国人自治"阶段。这一阶段办学形式多样,不仅有政府支持的公办学校(如省立高医),还有教会医院与私人合办形式的学校(如仁爱护校)。护理教学及管理工作大多由国人承担,即使是有教会背景的仁爱护校也不同于广济护校时清一色的外籍传教士主导护理教育的局面。由此可见,在"自办"阶段,护理教育受到了国人极大的重视,政府开始重视护理教育,社会有志之士也开始投身护理教育中,这种"百家争鸣"的多样化护理教育办学形式更是较为鲜明地促进了本土护理教育的发展。

2.本阶段护理教育培养目标的历史评价

此阶段依然未发现历史文献资料直接记录护理教育培养目标,但是通过系统整理以省立高医和仁爱护校为代表的相关教育学要素可总结出此阶段护理人才培养的方向。杭州自办护理教育的学制逐步明确为三年,有院校培养、医院实习等规定,仁爱护校更是在成立初期就对课程设置、教材讲义、辅导书、教职员的分组和招聘管理进行了明确的规定。护士的招生规模

稳健发展,仅省立高医一家在 1937—1949 年就培养了 152 名护士,即使在抗战、内战阶段也并未停止办学。"自办"阶段的护理教育培养目标及各相关教育学要素的完整性,相比"传入"阶段有了很大的进步。

另外,"自办"阶段的护理教育对宗教信仰的要求在下降,护士不再单一地往有宗教信仰的方向发展,这保障了护理教育中的信仰自由,是"国人自治"护理教育中的一个人性化特征。实验实训模拟教学的出现是研究者在本研究阶段的另一个发现。建立于 1947 年的仁爱护校,在其上报给国民政府的仁爱护校成立细则中明确地规定了实验教材、标本、设备、仪器的选择和购入以及实验教学设计,说明此阶段的护理教育培养目标是符合当时国际通用的生物—医学模式的。培养具有自然科学基础、实践能力的护士,实现了从机械地学习护理操作到从理解医学基础出发感悟操作原理的转变。如果说早期的以医院为依托的师带徒教学形式是对技能的传承,那这阶段的教学则在一定程度上培养了护生的钻研精神和自主创新能力。同时,省立高医历史上曾短暂出现的公共卫生护士这种类别的护理教育形式是护理"专科化"的最早萌芽。

"自办"阶段的护理教育历经二十五载,是杭州乃至中国护理教育史中不可或缺的一部分。从体制上看,包括管理体制、修业年限等都有了一套较详细的规定;从体系上看,护士学校有公办与私立之分,使护理教育自成系统并各具特色,对后世有着不可替代的指导作用。

第四章　杭州"以苏为师"的护理教育
（1949—1956 年）

第一节　历史文化背景

在新中国成立前,杭州护理教育业已经历了教会医院学徒制、青年学生留学、正规的护士学校培养等诸多模式。1949 年新中国成立后,我国在卫生事业方面的特点是:人口多,疾病多,医药少,医学教育落后。这些是杭州和其他地区都面临的卫生状况（郭洪花等,2009）。新中国成立前,全国高等医学院校仅 38 所,中等医药学校 124 所,主要集中在沿海大城市,1/5 的院校接受外国津贴或者直接掌握在外国教会手中。

新中国成立后,国家开始有计划、按步骤地恢复国民经济和社会主义现代化建设。1949 年 9 月,中国人民政治协商会议第一届全体会议通过了《中国人民政治协商会议共同纲领》(以下简称《共同纲领》),它起到的是临时宪法的作用。《共同纲领》第五章"文化教育政策"中明确规定了中华人民共和国教育的性质、任务、教育发展的重点等内容,其中关于教育的性质和任务的规定为第四十一条:"中华人民共和国的文化教育为新民主主义的,即民族的、科学的、大众的文化教育。"关于教育发展的重点为第四十八条:"提倡国民体育。推广卫生医药事业,注意保护母亲、婴儿和儿童的健康。"

1949 年 12 月,全国第一次教育工作会议召开。会议以《共同纲领》中的相关政策为依据,强调教育为社会主义建设服务,教育工作的发展方针是普及与提高的正确结合,必须坚持正确执行团结、教育和改造知识分子的政策。这次会议对新中国各层次教育都产生了深远的影响。

第二节 "以苏为师"教育发展的开端

在资本主义和社会主义两大阵营的尖锐对立状态和在国内新旧政权交替完成的背景下,毛泽东同志提出,苏联共产党是我们最好的老师,新中国的发展必须向他学习(陈冬生,2001)。自此,新中国开始大力推行学习世界上第一个社会主义国家——苏联,并喊出"以苏为师"的口号。鉴于苏联教育提倡专业教育和教育发展的计划性,故此时期中华人民共和国教育的主要任务转变为建立专门学院,发展专业教育,对院校进行整改,对系部的调整也在这个历史环境下应运而生。

第三节 旧式护理教育的接管和整改

浙江省人民政府在"以苏为师"的口号下进行了大范围的院校整改:先是接管了省立高医护士科,拨专款维持中等医学教育。1950年接管广济护校,给仁爱护校部分津贴以维持办学。新中国成立后,政府大力开展中等护理教育,以中等卫生学校的护士学校、医院附设护士学校以及独立的护士学校这三种形式居多。这些学校均招收初中毕业生(需通过严格的入学考试)。

1950年,第一届全国卫生工作会议提出,医学教育实行高、中、初三等级标准,以中等医学教育为主(朱潮等,1990)。护理教育被列为中等专业教育之一。1952年9月,省卫生厅根据上级党政组织关于整顿中等技术学校的方针,决定将浙江省立高医、广济护校、仁爱护校、浙江省立杭州医院卫生学校护士科、杭州市民医院助理护士训练班等5个单位合并成本研究个案——浙江省杭州护士学校。同年12月,该护校经卫生部正式批准成立,这是新中国建立以后浙江省第一所独立的、开展正规护理教育的中等专业学校(浙江省杭州护士学校,1992)。

第四节　护理教育的培养目标

　　学习苏联教学模式对护理教育培养目标的直接影响即人才的专门化。1952年,在进行院校整改的过程中,设置了学校的护理专业。护理专业所属的医科,按照二级学科设置。

一、学制

　　随着"以苏为师"的逐步推进,中央人民政府政务院于1951年颁布了《关于改革学制的决定》,在老解放区学制和苏联学制的基础上,建立了中华人民共和国学校系统图(见图4.1)。

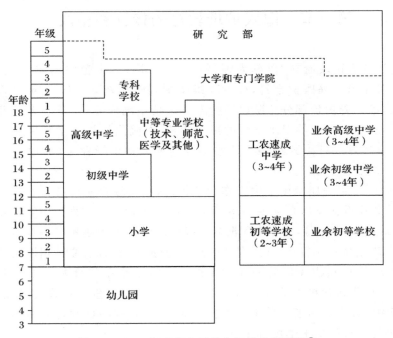

图4.1　1951年中华人民共和国学校系统图①

---

　　① 图片来源:顾明远.教育大词典[M].上海:上海教育出版社,1998:764-765.

本研究个案是中华人民共和国公办的护士学校,属于社会主义性质,区别于新中国成立前教会及国民政府主办的护理教育学校。同时,由于对旧式护理教育的整改和合并,这期间杭州地区的护理教育主要由该护校来提供,护校招收 15 岁以上的初中毕业生,1954 年起修业年限由两年改为三年(见图 4.2)。

> 我是 1952 年从广济护校毕业后留校的……我以前是高中毕业入广济护校的……后来护校主要是招收初中毕业的学生,大概十五六岁入学……1954 年新校舍建立起来后学习三年时间……(CXZ-01)

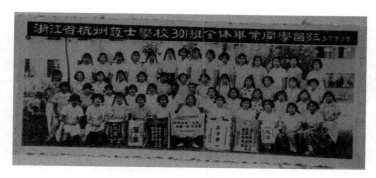

图 4.2　1957 年首届三年制毕业生合照

二、培养人数

1952 年该护校合并后首次招收新生 200 名,加上原高医护士科 115 名,仁爱护校 54 名,广济护校 2 名,省立杭州医院卫校护士科 16 名,学生总数达 387 名。分编为春三 1 班、春二 1 班、秋二 2 班、春一 1 班、秋一 4 班等,其中三年制 1 个班,两年制 8 个班,设在原人民医院、仁爱医院、广济医院和杭州医院四个分部,其中人民医院为校本部(浙江省杭州护士学校,1959)。

笔者在纵观本研究个案 1950—1959 年毕业生人数统计时发现,合并前毕业人数较少,1950—1952 年共毕业护士 221 人,此后除去 1956 年无毕业生外(学制调整导致该年无毕业生),1953 年起学校每年毕业生人数都大于 100 人。

三、课程设置

从1954年起,本研究个案开始执行卫生部颁发的统一的三年制教学计划和大纲,取消了英语课。课程设置以"中学基础课程—医学基础课程—临床医学课程"三段式展开,在校一年级的主要课程有政治、语文、数学、物理、生物、化学等中学基础课程和解剖、组胚等医学基础课程,在校二年级的主要课程有药理、病理、营养等医学基础课程(卫生部,1954)和内外妇儿科等临床医学课程,这期间的外文学习以拉丁文为主(见图4.3)。此外,苏联医学教育中的爱国主义情怀和苏联医学家的学术观点深深影响着统一的教学计划和大纲,如药理学的教学内容就是从米秋林和巴甫洛夫的生理学出发,根据药物对反射弧的作用部分的不同而分类总结的(黄永秋等,2007)。

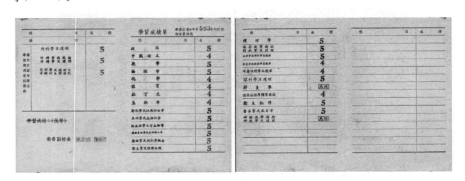

图4.3 1957年毕业生成绩单

四、师资队伍

关于本研究个案此阶段的师资介绍未查询到直接记录,通过个人访谈了解到,新中国成立初期的护理教育的讲授通常由医院的医生和护士负责,临床专业课和医学基础课常由科室主任教授,护理相关课程由护理部领导或者护士长讲授,也有部分教师是著名医科大学毕业的或护士学校优秀的留校毕业生。

> 我们的内外妇儿老师都是医生,他们很有经验,基护等护理课程是护理部一个带教老师来上的,然后学校里会有老师听课。(YYJ-02)

1954年,本研究个案根据教育部和卫生部的双重指示,在省卫生厅的领导下进行了一次关于教学制度的改革,事实上是"以苏为师"的深化步骤,主要是组织全体教师学习苏联凯洛夫的《教育学》,建立健全教学制度,完善和提高护理教育专业教师的知识能力。诸如:要求教师制订详细的"学期授课计划",逐级审核后执行;要求严格按教学大纲书写"课时授课计划"(即教案),要有详细的备课笔记,并定期组织检查、评比;要求上课要按正规的教学环节组织教学;要求教研组集体备课和互相听课,有计划地开展教研活动;严格进行成绩考核,实行五级记分法,除笔试外,还组织严格的口试;对后期教学要求制订详细的实习计划和大纲,加强管理、指导和带教(黄永秋等,2007);等等。这对提高教师的教学水平和专业能力有较大的促进作用。

> 当时就是学习苏联……包括写教案、备课、教学过程安排,一个教研室的老师都在一起互相检查、评比,上同一门课程的老师还在一起相互讨论课程的重难点和讲授的方法……学校还时常选择一批批年轻老师去北京等地进修,我也去参加过……(CXZ-01)

五、教学管理制度

以苏联为蓝本,护理教育的教学管理制度展开了一系列的改革。1952年,院校调整完毕后,学校成立教研室(组),实行学时制。另外,校领导制订了校内的作息时间表,除正常上课时间外,强调体育锻炼、午休、预复习、读报等日常项目,统一了起床和就寝的时间,在一定程度上保障了护生正常合理的作息(见表4.1),但是这种统一的作息时间也体现了此阶段护理教育过程中过度标准化培养的特点,削弱了护生自我学习的积极性。

表4.1 1955—1956学年第一学期作息表

项目	时间	项目		时间
起床	5:40	预备上课		14:00
早操,体育锻炼	6:00—6:15	上课	第五节	14:10—14:55
早自修	6:20—7:20		第六节	15:05—15:50
早膳	7:20	课外活动		16:00—16:45
预备上课	7:50	自由活动		16:45—17:30

续表

项目		时间	项目	时间
上课	第一节	8:00—8:45	晚膳	17:30
	第二节	8:55—9:40	晚自修	18:30—20:30
	第三节	9:50—10:35	读报	20:40—21:10
	第四节	10:45—11:30	就寝	21:20
午膳		11:35	熄灯	21:40
午睡		12:10—13:40		

备注:九月十二日起实行

第五节 本章小结

一、对标题中"以苏为师"的解释

标题中出现的"以苏为师"中的"苏"指的是苏联。本阶段属于新民主主义社会向社会主义社会过渡的历史性时期。这一时期,杭州护理教育摒弃民国时期多元化教育的形式,通过将教育机构整合合并和教学改革统一教学计划这两方面向苏联学习,这是一种全国性的具有政治倾向的学习。在整个学习过程中,始终坚持苏联教育体系中强调专业技术知识、专门化人才等教育思路。国内诸多教育史学者将这期间的教育发展称为以"以苏为师"阶段,本研究亦延续这一说法。

二、讨论

1. "模式移植"——本阶段护理教育特征

在世界大学发展史上,"模式移植"作为一种普遍现象存在于教育发展史中(胡建华,2002),在中国近现代的教育发展历程中,"模式移植"也曾不止一次地存在于不同的历史阶段,本阶段杭州地区的护理教育也不例外。本阶段的护理教育遵循苏联的教育体系,实行院校合并,建立完善了新中国的社会主义教育制度和统一的教学计划、教学大纲,是一个学习和借鉴教育经验并且再创造的过程。

2.本阶段护理教育培养目标的历史评价

从培养目标角度来看,院校合并可以保证教学过程的一致性;全国统一的教学计划和教学大纲,有利于人民政府整顿旧式护理教育各自为政的状况。苏联的医学教育经验和教学模式对新中国成立初期缺医少药的窘境起到了改善作用,大量护理人才的培养也有利于新中国成立初期杭州地区预防卫生工作的开展,符合时代发展的需要。1954 年,本研究个案将护理教育修业年限改为三年,比起之前设定的两年制护理中专教育,这一改变对护理教育质量有一定的推进作用。

然而,"以苏为师"的广泛推进,使得各地办学的自主权缩小,不能根据各地区特色开展特色护理教学,千篇一律的培养目标也导致了护生创新能力不足,独立思考能力差。1954 年,在提出"发展高等医学教育为主"的方针后,护理教育并未被划入高等医学教育范畴,招生人群固定为初中毕业生,这与动辄五年的其他医学专业高等教育和国际高等护理教育蓬勃发展的势头相去甚远,在一定程度上反映了当时护士职业定位的问题。对于缺少高等教育层次的护理教育,这种仅限中专的教育形式从招生人群、修业年限、课程设置各方面都限制了护理教育的发展,亦直接导致了护士地位较低。

第五章　杭州护理教育的探索
（1957—1966 年）

第一节　历史文化背景及对"以苏为师"的反思

1957 年至 1966 年的 10 年间,在我国社会主义改造基本完成的同时,党的工作重心放到社会主义建设上来,但是由于对形势的不当把握,探索中出现了一些问题,如 1958 年的"大跃进"运动,给社会主义初期的革命和建设带来了很大的盲目性(朱健华,1992)。

在前一阶段,医学教育"以苏为师"如火如荼的开展影响着全国,也影响着杭州的护理教育。1955 年下半年到 1956 年年初,我国生产资料的社会主义改造呈现出高潮局面,对于社会主义经济建设,新中国有了自己的实践经验,对于苏联经济建设中的一些缺点和问题,毛泽东在 1956 年的《论十大关系》中谈到,一切国家或民族的长处都要学习,经济、科学、技术、文学、艺术等的一切真正好的东西都要学,然而学习的过程中不能盲目,必须带有分析和批判的思维,对于别人的短处、缺点,当然不要学(毛泽东,1977)。1957 年 2 月,毛泽东在最高国务会议第十一次(扩大)会议上提出:"我们的教育方针,应该使受教育者在德育、智育、体育几方面都得到发展,成为有社会主义觉悟的有文化的劳动者"(林正范等,2008)。这是对护理教育培养目标的指导性定位。

第二节　护理教育的培养目标

从 1957 年至 1966 年的 10 年间,本研究个案在党中央及各级医疗行政机关的领导下开展了自我探索。此阶段的培养目标遵照"两个必须"的教育

方针,具体要求如下:

1.具有爱国主义精神,拥护共产党的领导,愿意为社会主义服务……全心全意为人民服务。

2.掌握本专业的基本知识,较为熟练地掌握护理实践技能。……毕业后可以在各级医疗机构独立地从事护理工作。

3.身体健康。(Z-PYMB—1963)

此培养目标相关的教育学要素如下。

一、学制、招生人数

1958 年中共中央、国务院颁布了《关于教育工作的指示》,指示提出,现行学制需要积极妥当地进行改革……有权对新学制积极地进行典型试验……经过典型试验取得充分经验之后,应该规定全国通行。(王为东,2008)1959 年受全国"高指标"的要求,护校扩大招生 360 名(含医院办校形式委托代授课 130 名,"大跃进"时期允许医院办校),招生专业除普通护士外,新增保育护士、营养护士专业,学制三年。因为校舍容纳不下,普通护士班从二年级开始就进入医院半工半读,保育护士、营养护士因缺乏对口的分配途径,毕业时按照普通护士参与分配(浙江省杭州护士学校,1992)。1960年,学校以小学毕业生为招生对象开设了四年制的"小护班";1961 年 5 月,贯彻"调整、巩固、充实、提高"的八字方针,将"小护班"学生全部转入普通中学初中部就读(学生太小,不能适应中专教学),四年制的以小学毕业生为对象的护理教育犹如昙花一现。

> 整风反右运动后,护校变化很大,1959 年招了有 300 多名护士,那时候医院又可以办护校了,很多学生都是医院、护校两边上课,还有一个小护班,招收小学生,培养四年时间,但是办了一年就停掉了。(WBQ-03)

1961 年,本研究个案对护理教育领域"左"的状况进行了纠正,调进医院招收的 122 名学生,除 4 名程度较好的学生插入二年级外,另外 118 名学生与春季班 19 名学生合并分编成一年级三个班,9 月第二次调整退学 96

名,调整春季班 2 名程度较好的学生插入二年级,剩余 39 名与 1961 级新生 58 名合并重新分编为一年级两个班(浙江省杭州护士学校,1997);1961—1962 学年,将三年级普通护生从医院抽回学校对其理论进行后期教育,弥补二年级即进入临床半工半读的理论不足问题,虽然这期间的护士学校如同其他各地一样,受到了"左"的干扰,但是 1961 年后一系列退学、留级、补习理论等措施保证了生源的质量和教学环节的完整。通过历史资料追溯,1962—1968 年本个案共毕业了 713 名护士,年均培养人数大于百名(见图 5.1),为该时期的杭州地区输送了合格的护理人才。

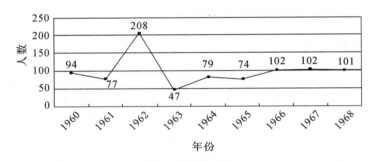

图 5.1 1960—1968 年浙江省杭州护士学校护士毕业生人数统计

二、教学管理

1962 年以后,护校贯彻中小学教学工作条例,强调以教学稳定为主,通过维护教学秩序,促进基本理论和基础知识("双基")的教学,以提高教学质量。

三、生产实践、教学进程

此阶段的培养目标遵照"两个必须"的教育方针,强调生产劳动的重要性,在教学进程表上就可以发现教学实习、毕业实习、下乡毕业实习、下乡劳动、除害灭病等生产劳动形式(见表 5.1)。

表 5.1　1964—1965 学年教学进程表①

月	2				3				4				5					6				7				8			
日期	11~13	14~20	21~27	28~6	7~13	14~20	21~27	28~3	4~10	11~17	18~24	25~1	2~8	9~15	16~22	23~29	30~5	6~12	13~19	20~26	27~3	4~10	11~17	18~24	25~31	1~7	8~14	15~21	22~28
周	1	2	3	4	5	6	7	8	9	10	11	12	13	14	15	16	17	18	19	20	21	22	23	24	25	26	27	28	29
年级次																													
一年级																						◇	☆	☆	△	△	△	△	△
二年级															◇	◇		○	○	○	○	◇	☆	☆	△	△	△	△	△
三年级	△	⊖	⊖	⊖	⊖	⊖	⊖	⊖	⊖		⊖		⊖		⊖		◇	◇		⊕	✚	◇	◇	✚	✚	✚			

备注：□理论学习 ◎教学实习 ▣毕业实习 ◧下乡毕业实习 ⊡考试 ⊞下乡劳动 △假期 ✚除害灭病

　　由表 5.1 可知，护理教育教学进程中的下乡毕业实习、下乡劳动等与专业相关性不大的工农业劳作占据较多时间。一年级的下乡劳动除去教学进程表安排的 2 周外，还需要完成 17 次的半天劳动，而护理课程所占的总时数仅为 50 学时，劳动的学时明显多于其他专业课程。

　　本研究个案的护理教育培养护生参与到各种爱国卫生运动中。1958年上半年，在各级党委组织的血防运动开展之际，学校派出 26 名师生参与到血防工作中。图 5.2 为 1958 年春，护校师生走上杭州建国路宣传爱国卫生。

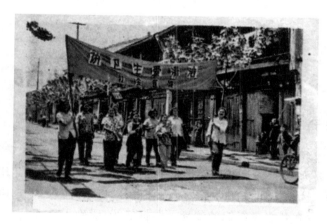

图 5.2　护校师生走上建国路宣传爱国卫生

　　1965 年夏天，乙脑流行，全校师生放弃暑假，以教室为病房，收治 130 余名患者。1966 年，为贯彻中央有关"把卫生工作的重心放到农村去"的指示，学校派出医教小分队到余杭县双溪公社和三墩中学培养乡村医护人员 100 余名。

---

① 根据原表自绘，未改变表的格式。

除了常规的医疗服务,学校师生也参与到工农业生产中。图5.3为1965年夏天师生参加"双抢"劳动。

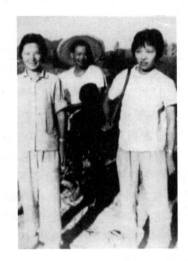

图5.3　1965年夏天师生参加"双抢"劳动

第三节　本章小结

一、关于"杭州护理教育的探索"的界定

1957—1966年这10年间,中国社会经历了一系列的政治运动,教育发展也从"以苏为师"到反思"以苏为师",再到开始自我探索,因此研究者将本阶段命名为"杭州护理教育的探索"(以下简称"探索"阶段)。本阶段杭州地区的护理教育在各级党组织的领导下曲折前行,明确了培养目标,坚持抓教学质量(如本研究个案坚持三年全日制中专教育,并在1961年年底采取将不合格学生留级乃至清退、优秀学生破格录入、理论欠缺的临床护生招回学校补习等措施来保证教学质量)。

二、讨论

本历史阶段教育发展的一大特色是参与生产劳动,护理教育也不例外,本章生产实践部分已详细陈述护理教育中的各项卫生服务工作,如爱国卫生运动(1958 年),体现了护理教育中服务大众的卫生观。同时,过多的与专业无关的生产劳动课削弱了护理教育的专业性,与"以苏为师"阶段强调的专业化培养截然不同,是"两个必须"教育方针的产物。

第六章　杭州护理教育的停滞
（1966—1976 年）

第一节　历史文化背景

　　"文化大革命"历时 10 年,杭州地区护理教育的正常秩序被打乱,医院的工作一度处于混乱状态。John King Fairbank 在其《剑桥中华人民共和国史》中曾经描述过医院工作人员的情形:"护士干了医生的活,卫生员干了护士的活,而医生不得不去清理便盆和擦玻璃。"

第二节　杭州护理教育的停滞与应急性恢复

　　1966—1970 年,本研究个案连续五年停止招生,中级卫生人员的培养停滞,杭州地区正规的护理教育中断,护理人员缺乏,护理人才出现断层。

　　为保证杭州地区基本的医疗护理质量,保障人民群众的健康需求,卫生行政部门不得不采取一些应急措施。1970 年 8 月,浙江省杭州护士学校改名为杭州卫生学校恢复招生,招收赤脚医生普通班(学制一年)和进修班(学制 10 个月)各两个班,1971 年招生 305 名学生共六个班,学制两年,但因分配问题延迟一年毕业。1972 年,护理教育正式恢复,同年招收护士、医士、卫生医士、中医士、药剂士等专业的学生(浙江省杭州护士学校,1992)。

第三节　杭州护理教育停滞发展阶段的培养目标

　　"文革"前期,卫生技术人员奇缺。1971 年 10 月,为了次年正式恢复招生,卫生学校援引"两个必须"的教育方针以及在毛主席语录中的"医学教育要改革,要在实践中学习提高"(杭州卫生学校,1971)的引领下,制订了《卫生人员培训教学计划》,其培养目标如下:

> ……具有必要的医学基础知识,能掌握中西医两套本领,对常见病、多发病实施防治及护理,具有开展群众性的爱国卫生运动和计划生育的宣教能力,特别是使用新医和中草药的防治方法。毕业后实行"四个面向",在战时担当战伤救护工作,平时能独立开展医疗卫生预防工作,成为"完全""彻底"为工农兵服务的新型工作人员。(Z-PYMB—1971)

与培养目标相关的各教育学要素如下。

一、学制、招考对象

即使在恢复护理中专教育后,无论是 1971 年面向广大卫生人员的,还是 1973 年仅针对护理教育的教学计划,修业年限都是两年。相比中华人民共和国成立初期的"以苏为师"和自我探索的护理教育阶段(从 1954 年起均为三年制),杭州地区的护理教育修业年限被缩短。此外,此阶段的护理教育招生废除统一招生考试,改为"群众推荐,领导批准和学校复审相结合的办法",即工农兵学员。

二、课程设置

遵循"课程设置要精简""以学为主,兼学别样"的教导,开设政治、劳动、军体和业务四类课程。其中,

> 政治课以马克思主义的书和毛泽东著作作为教材;劳动课要求学生去农村(或工厂)学农(工),参加生产劳动,走与工农相结合的道路;军体课坚守毛主席的人民战争思想,学习"三大纪律、八项注意",增设军兵活动和体育锻炼;业务课按照"实践—认识—再实践—再认识"的步骤来安排教学,在加强实践教学的同时重视基础理论课教学,内容要少而精,防治结合、中西结合、平战结合,充分发挥教与学的主动性、创造性,运用毛主席的十大教授法培养学生具有分析问题和解决问题的能力。(杭州卫

生学校,1973)(W-KCSZ—1973)

从表6.1可以发现,在1973年版的护理专业课程设置中,增加了军体课,政治、劳动、军体等非业务课程共892学时(占总学时的28.48%),而业务课程的学习包括医用化学、正常人体学、微生物及寄生虫学、病理学、药理学等基础课程(共436学时,占总学时的13.92%)和中医学基础及中草药、新医疗法、基础护理学、内科学及护理、外科学及护理、传染病学及护理、妇产科学及护理、儿科学及护理、眼耳鼻喉科学及护理、卫生学(共770学时,占总学时的24.58%)等专业课程。由此课时安排可以发现,"文革"期间的护理教育具有极强的政治性,护理教育的专业课程比较少。这个阶段的课程设置除了比"探索"阶段更强调生产劳动,还依据"结合战斗任务教学"强调军体课程的重要性。

表6.1 1973年护理专业课程教学计划

课程		学时数	百分比
政治		612	19.54%
劳动		120	3.83%
军体		160	5.11%
业务	一、基础课	436	13.92%
	医用化学	64	
	正常人体学	170	
	微生物及寄生虫学	54	
	病理学	66	
	药理学	82	
	二、专业课	770	24.58%
	中医学基础及中草药	72	
	新医疗法	42	
	基础护理学	72	
	内科学及护理	168	
	外科学及护理	126	

续表

	课程	学时数	百分比
业务	传染病学及护理	64	
	妇产科学及护理	84	
	儿科学及护理	42	
	眼耳鼻喉科学及护理	48	
	卫生学	52	
自学		194	6.19％
实习		840	26.83％
	教学实习	224	
	农村实习	112	
	毕业实习	504	
总学时数		3132	100％

三、师资队伍

　　杭州地区护理教育的停滞使得教师队伍锐减,部分教师在"文革"这场政治运动中受到不公正的对待,一些没有"被打倒"的老师则在这期间自学医学知识。

　　下面是对浙江省杭州护士学校一名退休教师的访谈记录。在"文革"停课阶段,他师从名老中医何子淮,在杭州市中医院学习中医临床知识,并参与编写相关书籍。"文革"结束后,他回到学校继续从事护理教育工作。

　　"文化大革命"期间,我到中医院去,跟专家何子淮坐门诊,学习了很多的中医知识,还有临床上的经验,后来有本书要我去整,把所有老中医的经验都理出来,叫作《中医临床手册》,因为我主要跟的是中医妇科、中医内科,其他科的内容我不会,那么我就去找其他科室的老师去跟着学习,跟着他们开草方、坐门诊,各种草方积到一定程度我就分门别类地把它们整理出来,这些东西是我编这本书的基本材料。我在"文革"期间基本上都是在学习中医知识,有些老师被打倒了,有些也像我一样在外面自己学习,像医院

啊,直到"文革"结束才回到护校。(YJ-04)

"停课搞运动"的社会环境限制了培育人才的学校和教师,迫使教师们暂时离开讲台,有一部分教师进修完全是个人的选择,这种自我督促式的学习成为"文革"后期恢复招生的师资保障。

第四节　本章小结

一、关于"杭州护理教育的停滞"的解读

杭州的护理教育于 1966 年开始中断长达五年之久,因此本阶段被命名为"杭州护理教育的停滞"阶段(以下简称"停滞"阶段)。

二、讨论

在"停滞"阶段,杭州地区护理人员紧缺,虽然 1972 年开始着手恢复护理教育,但是护理教育招收对象为文化基础薄弱的工农兵学员,并压缩学制,在这被压缩过的有限学时里过分强调政治课、劳动课、军体课的重要性,使得护理教育的质量下滑,护士的专业性下降。而相比而言,20 世纪六七十年代美国、加拿大等国的护理教育已经开拓到高级实践护士(APN)这个高等护理教育层次,并且开始了关于护士注册和立法的探索(冯金娥等,2007;梅人朗,1998)。

第七章 杭州中等护理教育的复苏与高潮（1977—1999 年）

第一节 改革开放及杭州中等护理教育发展的历史文化背景

1978 年 12 月 18 日至 22 日，中国共产党第十一届中央委员会第三次全体会议提出要把党和国家的工作重点转移到社会主义现代化建设上来的战略决策，并做出了实行改革开放的伟大决策（卢文越等，2010）。1978 年 3 月，卫生学校不再设立革命委员会，同年 8 月，卫生学校又恢复原名。1986 年的全国首届护理工作会议和 1987 年的首届全国护理教学改革研讨会探讨了当时我国护理工作的现状和护理教育的局面，在国内护理界达成了统一。在 1988 年的全国中等医学教育工作会议中，时任卫生部部长陈敏章谈到中等医学教育的任务是培养与高等医学教育的"学院型"人才相对应的"实用型"人才，具体体现在较强的实践能力上。1995 年，浙江省杭州护士学校请示关于四年制护理专业教学计划的文件。1997 年 7 月，卫生部在山东济南召开了"护理教改及四年制护理教学计划研讨会"，代表通过对四年制护理教学计划的讨论，产生了体现教改精神的四年制中专护理教学计划框架。

第二节 新时期的教育方针树立

1991 年颁发的《中共中央关于制定国民经济和社会发展十年规划和"八五"计划的建议》明确提出了"两个必须"的方针，即必须为社会主义现代化服务，同生产劳动相结合，必须同时培养德、智、体全面发展的建设者和接班人（邓小平，1994），新时期的教育方针日趋明朗。

第三节　护理教育的培养目标

一、学制、招生人群

1.恢复护理员招生

为了迅速缓解护理教育中断停滞所造成的护理人员缺乏的问题,1979年9月,杭州市卫生局发布《关于恢复卫生技工学校和招收护理员的报告》,此报告指出:开办于1965年的杭州市卫生局卫生技工学校虽然只招了一期护理员,但是对卫生事业的发展起到了一定的推动作用。同期,卫生部(78)卫医字第1689号关于发布《综合医院组织编制原则试行草案》的通知第5-3条规定:"护理人员包括护士和护理员,护士和护理员的人数比例应以3:1为宜。"因此,杭州市卫生局提出恢复护理员的招生。

1979年提出的护理员招生模式是一种以招工考试为筛选形式的选拔模式,要求半工半读两年时间,结业时通过考试方能予以发放结业证书并分配至医院病房担任病人的生活护理工作。其主要招收初中毕业及以上文化程度,年满18周岁的下乡满两年的女知识青年。

> "文革"之后学校曾经培养过一段时间的护理员,在校培养一般半年时间左右就下放到临床去跟带教老师,主要从事的是生活护理,现在医院里也已经没有这种形式的护理人员了。(CXZ-01)

护理员的培养由杭州护校和相关实习医院共同完成,其中基础理论课由杭州护校承担,临床理论课由实习医院确定3~4名从事临床和教学的医师、护士长、护士负责教学辅导。

2.中专三年制护士的培养

卫生部1982年7月修订了护士专业教学计划,对培养目标的要求为,中等卫生学校三年制护士专业,以初中毕业为起点,教育的基本任务是严格贯彻执行党中央的教育和卫生工作方针,以马克思主义的人的全面发展学说为理论基础,为我国社会主义建设事业培养德、智、体全面发展的护士。具体要求如下:

　　1.……具有良好的医疗道德和作风……为社会主义服务,为人民服务。

　　2.……具有本专业人才所必需的文化基础知识……能熟练地掌握护理、病房管理的知识和技术……具有对常见病、多发病一般的防治能力,毕业后在各级医疗机构能独立地从事护理工作……(Z-PYMB—1982)

　　由此可见,伴随着“文革”的结束和改革开放的推进,杭州地区的分级护理制度开始出现在护理教育当中,护理员和护士作为两种不同形式的护理人才,一种从事的是病房初级护理工作,一种是在各级医疗机构中独立从事护理专业工作。

二、课程设置和授课时数

　　根据教育部的规定,此阶段开设普通课、基础课和临床专业课三类课程。在表 7.1 的护理专业课程设置中,讲授、实验实训等内容共 81 周 2386 学时,占总学时的 53.29%。

　　1.取消军体课,增设体育课

　　取消了之前的军体课和农村实习,政治课程的比例降幅超过了 17%,劳动课比例略有下降(3.83%～2.63%),增设体育课(146 学时),顺应了1978 年教育部、国家体委、卫生部联合发出的《关于加强学校体育、卫生工作的通知》的“学校要按教学计划安排好体育课”,符合培养目标中“具有健康的体魄”这一要求。

　　2.加强对护理人才知识全面性的要求

　　增设高中基础课程(语、数、外、物、化课程,加强外语的学习),基础课程学时数上升至 652 学时,专业课 968 学时,另外增设心理学和营养学课程,以选修课形式安排。从 1982 年的教学计划(见表 7.1)可以看出,这期间的护理教育政治性的课时大幅下降,为满足培养目标中“本专业人才所必需的文化基础知识”的要求而开设的普通课程是对护理人员以初中毕业为起点的一种知识弥补,打破了中华人民共和国成立 30 年来护理中专教育缺乏文化基础知识教育的局面,体现了对护理人员知识全面性的考虑。

表 7.1　1982 年护理专业教学计划（W-JXJH—1982）

课程	周/学时数	百分比
讲授、实验实训	81 周/2386 学时	53.29%
一、普通课	766 学时	17.11%
政治	126 学时	
体育	146 学时	
语文	110 学时	
数学	54 学时	
外语	146 学时	
物理学	76 学时	
化学（无机/有机）	108 学时	
二、基础课	652 学时	14.56%
生物学	54 学时	
微生物及寄生虫学	95 学时	
解剖学及组织胚胎学	164 学时	
生物化学	57 学时	
生理学	95 学时	
病理学（病理解剖学/病理生理学）	68 学时	
药理学	119 学时（拉丁文 20 学时）	
三、临床专业课	968 学时	21.62%
中医学基本常识及针灸学	72 学时	
基础护理学	176 学时（理疗 20 学时）	
内科学及护理	203 学时	
外科学及护理	170 学时	
传染病学及护理	56 学时	
妇产科学及护理	95 学时	
儿科学及护理	76 学时	
五官科学及护理	56 学时（眼科学 24 学时,耳鼻喉科学 22 学时,口腔科学 10 学时）	
卫生学	64 学时	

续表

课程		周/学时数	百分比
劳动教育		4 周	2.63%
实习		38 周	25.00%
	教学实习	4 周	
	毕业实习	34 周	

三、师资队伍

1.“派出去”——教职工外出学习,学历层次提高

1986 年,《关于教工进修学习的暂行规定》指出,要“从办好学校、提高教育质量的长远利益出发,大力支持教工通过各种途径进行专业对口的学习进修,特别提倡不影响日常工作的业余学习和在职进修,临床课教师在没有教学及辅导任务的时候,除学习进修外,应下临床学习实际”(浙江省杭州护士学校,1986)。

> ……当老师后我便感觉到这个知识面还是不够的,学一点卖一点这种始终不够,后来呢我又去浙江医科大学夜大开始了五年制的临床医学……学校又组织学习了一年的拉丁文师资班,专科进修解剖半年,我也经常去药理、有机化学教研室听课。(YJ-04)

一位退休于杭州护校的教师陈述了任教过程中被“派出去”学习的经历。“派出去”的形式多样,有些是脱产或半脱产形式学习,促进学历层次的提高,有些则是以进修为形式,尤其是派送到各级医疗机构进修临床实践。历史资料显示,截止到 1992 年,通过培训学习,有 16 名中专毕业的教师取得大专以上文凭,其中 8 名获得本科学历,专任教师中具有本科学历者占65.6%(浙江省杭州护士学校,1986)。

2.“请进来”——组织短期培训班,扩大教师视野,提高教师教学水平

杭州护校也采用“请进来”的方式,邀请国内外护理教育专家来学校讲学,邀请国内优秀大学的教育系(如原杭州大学教育系)教师讲课,帮助教师补习教育学、教育心理学,以解决非师范毕业的教师懂医不懂教的问题,安排医疗系毕业的教师到医院进修护理,解决教师懂医不懂护的问题

51

（浙江省杭州护士学校,1992）。

1982 年 4 月,在省市领导的支持下,杭州护校邀请美国新泽西州西东大学护理学院的玛丽·安妮·纳尔逊和约瑟芬·爱欧莉欧两位护理教授来学校作短期讲学(见图 7.1),主题为内外科护理和妇婴护理,同时谈及了中美护理教育的差异。

> 课程设置不同……认为,作为一个护士…不仅要学习医学科学知识和护理技能,还必须学习社会科学及行为科学的知识。
>
> ……(美国)强调护理学是一门独立的学科,有自己的一套理论体系,如有关诊断学基础的知识教学,不是照搬医疗专业的内容……另有一套病史及体格检查表格。
>
> ……(美国)在教学方法方面,主张启发式教学,让学生以自学为主……强调培养学生独立思考与分析和解决问题的能力……安排一定比例的临床实践。(W-SZDW—1982,GCA-10)

接受本次讲学的教师有了新的感悟和认识,一位被访者这样陈述:

> 1982 年来护校讲学的教授都是拥有护理硕士学位的,那时候中国还没有护理的高等教育,但是两位教授就提出在美国护理教育有高等教育,并且护士有发言权……他们也介绍了不少国际上的新知识、新理论,让我印象深刻的就是马斯洛的人类基本需求的分层理论,现在的护理教材里都有这个理论的介绍……他们还介绍了医、护、患的关系是一个三角形的关系,要跟病人建立伙伴关系。那次讲习班结束后,我们学校组织听课的老师们开了一个座谈会……把讲习班教学思想传递给了更多的老师。(CLZ-05)

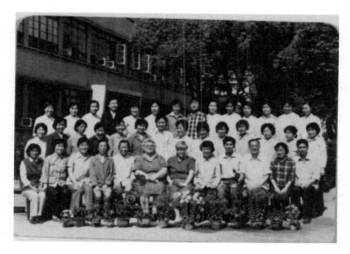

图 7.1　美国新泽西州西东大学护理教授讲习班合照

　　从上面的访谈可以看出,被访者对美籍护理教授讲习的内容记忆犹新,深有感触,美籍教授带来的护理教育中的新观点、新思想对教师们影响深远。他们还强调,护理是一个独立的专业,不从属于医疗,"影响了这一代的杭州护理从业者"(XZJ-06)。

第四节　中等护理教育改革与发展

　　在杭州地区中等护理教育复苏阶段,一共有两次较大规模的护理教育改革,一次是起源于 1986 年的由浙江省卫生厅发动、杭州护校作为试点单位的中等护理教学改革(以下简称为"1986 年护理教改"),一次是基于 1986 年护理教改成功后进行的中国护理教育改革试点任务。后一次教改全称为 Nursing Experiment of Reform(以下简称为"NER 计划")。为了进一步深化教改,卫生部和 WHO 于 1995 年 3 月又在本护校实施了"UNDP 护理发展项目",杭州护校成为该项目的"护理师资培训中心"。可以说,"UNDP 项目"是"NER 计划"护理教改试点的后续项目。随后 1995 年至 1998 年间,WHO 又派护理教育专家(如美国乔治梅森大学袁剑云博士等人)来杭州护校办班讲课,组织全国各中等卫校骨干教师来校培训。杭州护校主管教学的校长与卫生部有关领导去菲律宾考察护理教育,也是该项目的一个内容。

随后的华夏基金会项目是卫生部为深化前期护理教改而引进的护理调查项目。"1986年护理教改"和"NER计划"这两次护理教改的成功,将杭州地区中等护理教育推向了高潮。

一、1986年护理教改

1.1986年护理教改的背景

在改革开放后中外护理教育思想的碰撞和激荡下,为了贯彻执行邓小平同志提出的"三个面向"的方针政策,1986年,浙江省卫生厅启动了各科教学大纲和教材的协作性组织编写工作(浙江省杭州护士学校,1992;林正范等,2008),本研究个案作为省卫生厅的教改试点单位,意欲使护理教育的发展能够适应现代医学模式转变的需要,制订了护理专业的教学计划。

2.1986年护理教改的核心内容——培养目标的转变

有关专家在分析了我国护理教育现状后提出,如果护理教育的教学模式长期停留在"生物医学模式"和"医疗教学模式"上,不伴随国际社会"生物—心理—社会—医学模式"的转变而转变,就不能体现护理专业教学是一个独立体系的特点(浙江省杭州护士学校,1987)。护理教学中包括教学方法、教材等方面都不能很好地适应护理工作的需要,影响了教学质量。此外,根据国际护士法的规定,护士的任务就是为人类提供"保持生命,减轻痛苦,促进健康"的保障。护士专业队伍所肩负的职责应该成为护理专业教学的培养目标,这亦是1986年护理教改的核心内容。

杭州护校在对国内外,尤其是对美国、日本的护理教育进行深入了解后,提出了护理教育下一阶段教改需要注意的地方:

1.护理的服务对象的演变:承认服务对象兼具生物属性和社会属性……这也是本次教改的一个基本着眼点。

2.护士的工作场所拓展到包括地段和基层保健在内,教改亦应该关注精神卫生、地段保健、老年人护理、家庭护理,增加人文社会科学的知识……

3.将护理教育与医疗专业授课区分开来:不以医疗专业的要求来要求中等护士,精简部分医学基础课,对于一些以疾病为先导的专业课程,如"内科学及护理",其中内科学占了大量篇幅,学生不堪重负,却不切合护理工作的实际需要,应该强调"内科护理学"等突出护理的课程,并适当增加临床实习的时间。(浙江省杭州护

士学校,1987)(W-HLJG—1986)

在此基础上,杭州护校制订了护理专业的教学计划,该教学计划 1987 年经我国护理教育改革研讨会确认,同年经杭州护校作为试点单位实施试行后,1990 年提交到我国中等护理教学改革研讨会研究并修订产生《护理专业教学计划》(1990 年版),其中培养目标(浙江省卫生厅,1990)具体要求为:

1.……坚持四项基本原则,热爱社会主义国家,……具有为国家富强和为人民保健事业而奋斗的奉献精神。

2.热爱护理专业,具有良好的医德作风,……高度同情心和责任感为病员服务……具有热情、严谨、认真、勤快的工作作风。

3.具有中级护理人才所必需的……。具有对常见病、多发病以及危重病的观察和初步的应急处理能力,能开展卫生宣教和预防工作。毕业后能在各级医疗机构从事临床护理工作和卫生保健工作。对毕业护生具有的业务要求是:

(1)掌握基础护理的理论和操作技术。(2)熟悉内、外、妇、儿等各科的整体护理。(3)了解常见病、多发病的病因、发病机制和检查方法,熟悉其临床表现和防治原则,并能对其诊疗进行良好的护理配合。(4)了解危重病症的抢救护理,并能初步配合抢救工作。(5)熟悉常用药物的主要作用和重要不良反应的观察及护理。(6)了解病房、手术室、抢救室、监护室、急诊室、产房和婴儿房护理管理工作的内容和要求。(7)初步掌握一般卫生保健知识,并具有一定的卫生宣教能力。(8)具有一定的人际交流和沟通能力。

4.具有健康的体魄和良好的心理素养。(Z-PYMB—1990)

1990 年版的护理教改培养目标相较 1982 年版本有了更明确、细致的要求,尤其是对毕业护生的业务要求亦是非常明确。一名 20 世纪 90 年代初从杭州护校护理专业毕业的学生这样回忆道:

护校校风严格在浙江省都是出名的……老师管得很细致……我们的基护课老师同时也要兼任班主任……在晚自习等业余时间督促学习……还记得以前解剖课上时间不够……都是业余课后再去实验室学习……大家的学习劲头都很足……尤其是那时候还要

　　求我们对病人发自内心关怀……体会病人之痛……感受他的感
受……我感觉这些对我们去实习,包括就业都有很大的帮助……
(SMY-07)

　　上面这名毕业生对于自己在护校的学习经历的阐述也说明此时护理教改
已经对护理专业授课、师资的要求都有了改变,强调人文关怀、突出同理心等
内容是为顺应医学模式转变而生,也符合了1986年护理教改的中心思想。

　　3.课程设置的改革

　　在培养目标确立后,杭州护校变更传统医疗教学模式的教学安排,讲
授、校内实验实训共83周2322学时,占三年学制总时数的54.61%。讲授、
实验实训课程划分为必修课和选修课两大类,其中必修课2194学时
(51.59%),包括普通课868学时(20.41%),基础课490学时(11.52%),临
床专业课836学时(19.66%),选修课共9门256学时,选修128学时即可。
与1982年版的护理专业课程设置相比较,削减了4周政治性的劳动教育课
程,增加了2周的入学教育和毕业教育(详见表7.2)。

　　此外,为凸显护理专业的特点,体现以护理为中心的课程安排,将"内科
学及护理"改名为"内科护理学",将"外科学及护理"改名为"外科护理学"。
从课程安排上可总结,护理于医学的从属地位在逐步转变,这与护理学是一
门独立的学科是一致的。另外,把社会人文课程"护理心理学"及"心理卫生
学"(共48学时)、"护理伦理学"(32学时)等加入必修课符合医学模式转变
的需要,加入"预防医学"(60学时)课程也符合护理工作辐射到"地段和基
层保健"的医疗卫生事业的战略方针。

表 7.2　1990年护理专业课程课时安排

课程		周/学时数	百分比
讲授、实验实训(后者占27.87%)		83周/2322学时	54.61%
必修课	一、普通课	868学时	20.41%
	政治	150学时	
	体育	150学时	
	语文	150学时	
	英语	110学时	
	护理伦理学	32学时	

续表

	课程	周/学时数	百分比
必修课	护理心理学及心理卫生学	48 学时	
	数学	57 学时	
	物理学	76 学时	
	化学	95 学时	
	二、基础课	490 学时	11.52%
	医学遗传学基础	32 学时	
	解剖学及组织胚胎学	114 学时	
	免疫学和病原生物学	80 学时	
	生理学	120 学时	
	病理学	64 学时	
	药理学	80 学时	
	三、临床专业课	836 学时	19.66%
	中医学基本常识	60 学时	
	基础护理学	148 学时	
	内科护理学	160 学时	
	外科护理学	136 学时	
	传染病护理学	56 学时	
	妇产科护理学	80 学时	
	儿科护理学	80 学时	
	五官科护理学	56 学时	
	预防医学	60 学时	
选修课	书法	32 学时	
	缝纫	32 学时	
	音乐	32 学时	
	手工艺	32 学时	
	计算机基础知识	32 学时	

续表

课程		周/学时数	百分比
选修课	公共关系学基础	32 学时	
	营养学	32 学时	
	皮肤病学及性病学	16 学时	
	护理美学	16 学时	
入学教育和毕业教育		2 周	1.32%
实习		40 周	26.32%

与 1982 年的课程设置相比,医学基础课程所占比例从 14.56% 降至 11.52%,缩减保留课程的学时,如"药理学"由 119 学时降至 80 学时;取消和合并部分课程,如取消"微生物学与寄生虫学""生物学",形成"免疫学和病原生物学";增加"医学遗传学基础"(32 学时)。1987 年护理教改中产生的教学计划,增加了 256 学时的选修课,课程覆盖范围广泛,如顺应信息时代来临而开设的"计算机基础知识"(32 学时),增加"护理美学"(16 学时)内容等。在这次教改中,杭州护校将从"以苏为师"阶段沿袭下来的每节课 50 分钟的模式进行了修改,改为每节课 45 分钟,与九年义务教育保持一致,同时压缩了总学时,增加了课外自学的时间。以上课程改革有利于学生多元智能的开发。

4. 教材建设体现"删繁就简、学以致用"的原则

1987 年 12 月,浙江省召开浙江省校际教研大组大组长会议(浙江省杭州护士学校,1987),按照 1987 年在杭州护校试用的新版教学计划要求,组织并落实了各门课程大纲与教材的编写任务。作为教改的试点单位,杭州护校的老师主编教改系列丛书 3 本,如 1991 年出版的《基础护理学》、1990 年出版的《医用写作》(GCA-10);参编教材、专著 20 余本,如浙江省护士系列改革教材《免疫学及病原生物学》等(CLZ-05)。

在教材编写的过程中,以学生可理解可自学为原则,将教学内容删繁就简,体现学以致用。在改革中精简教材,可避免类似于医疗专业医学基础教育体系过于系统和完整的特点,符合护理专业的需要。

5. 通过"老带新"和"三个坚持"的办法进行师资队伍建设

本次教学改革对师资队伍也提出了要求,提出"老带新",即有教学经验的老教师带教青年教师;"三个坚持",一是坚持下临床,二是坚持医学护,三

是坚持一专多能。

> 在 80 年代末的那次教改后,学校吸收了很多国外的教育思想,要关注人文方面的知识……还要求教师们经常下临床,每个教研室都要安排……医学系毕业的要学护理,护理毕业的要去医院跟医生呢……那个时候我们都蛮紧张的,但是生活也比较充实吧,以前做老师很多时候没机会学啦,完成本职工作就不错了,所以那时候有机会去进修,大家都比较积极。(ZDY-08)

从这位退休教师的描述来看,通过教改对师资要求的变化,她认为外出进修和结对活动对教师的发展很有帮助,尤其是学校组织的人文课程培训班对以接受自然科学知识为主的教师的成长有积极作用。

二、"NER 计划"

1.“NER 计划”的背景

1990 年年初,卫生部教育司在杭州召开了我国护理教改研讨会,杭州护校做了关于“1986 年护理教改”的汇报发言。由于卫生部正在与 WHO 商谈护理教育合作项目,在会议后,杭州护校接受了卫生部教育司与 WHO 西太区办事处合作规划的护理教育改革试点单位的任务,本项目简称为“NER 计划”,于 1991 年进行试点(郭常安,1994a)。可以说,“NER 计划”是对杭州护校“1986 年护理教改”成果的肯定,也是一种延续和发展。

2.“NER 计划”的核心内容

“NER 计划”是在 WHO 顾问、美籍专家玛丽·亚历山大博士的指导下草拟的,该教改计划的主要内容是学习和借鉴国外的护理教育模式,结合我国国情,建立有中国特色的、符合实际、便于操作执行又符合我国卫生事业发展中“2000 年人人享有卫生保健”政策的中等护理教育模式。

为了建立建成这套教育模式,使其符合实际并便于操作执行,杭州护校从护理教育的宗旨、护理教育计划与大纲设计的框架结构、教学计划与各课程大纲(含各科实习大纲)三方面着手开展本次教改,后来经过国内外护理教育界反复研讨论证形成可实施的教学计划及教学大纲。

3."NER 计划"的创新

（1）构筑以四级目标体系为驱动的中等护理教育模式

杭州护校"NER 计划"教改组在明确了人才培养的规格（实用型中等护理人才）后，探讨了护理教育的宗旨，后来以布卢姆的教育目标分类理论为指导，基于四级目标体系展开，即在院校护理人才培养的过程中，始终坚持培养目标—课程目标—单元目标—课时目标这样一种由大到小、层层递进的目标分解程序（郭常安，1994b）（见图 7.2）来进行护理学教学大纲、教学计划及各门课程大纲的设计。

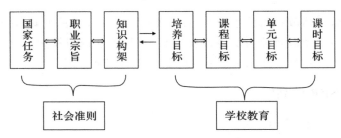

图 7.2　目标分解程序图①

　　这些环环相扣的目标可分为知识目标、技能目标和态度目标三大类，都是指学生在完成学习之后所能达到的行为或行为的结果（会做什么），因此一律要求用行为性动词加以表述，特别是比较具体的单元目标和课时目标，必须具有可观察性和可测量性。教师就按这些行为性学习目标进行课程的、单元的和课时的教学设计，每个目标都安排相应的教学内容、教学时间和教学活动，最后再回到学习目标进行评估。这样就使整个教学活动置于有效的控制之下。师生的一切教学行为都围绕明确的学习目标进行，没有与目标无关的教学内容，也没有与目标相游离的教学活动，因此可以达到用最少的时间取得最理想的效果的目的。其中单元目标和课时目标需要可观察和可测量，这些目标又可以被细化成知识、技能、态度三级目标。这三级目标也可以分为以下二级类别（见表 7.3）。

---

① 图片来源:梁立.中等医学教育目标教学的实践与研究[J].护理教改实践与研究,1999,2(11):11.

表 7.3 行为性教学目标分类

一级类别	知识目标	技能目标	态度目标
二级类别	记忆、理解、应用、分析综合	模仿、形成、熟练	接受、遵循、习惯

图 7.3 是"NER 计划"中关于"交往与沟通技巧"四级目标体系的描述。从图 7.3 可见,为实现"在护理过程中应用交往和沟通技巧,进行成功的人际交往"这一培养目标,图中"交往与沟通技巧"是培养的终端目标之一,它首先分解到不同年级的课程中加以落实,各门课程再把它分解到不同教学单元和具体的课堂教学中反复训练,通过三个学年的各门课程共同作用完成教学计划。

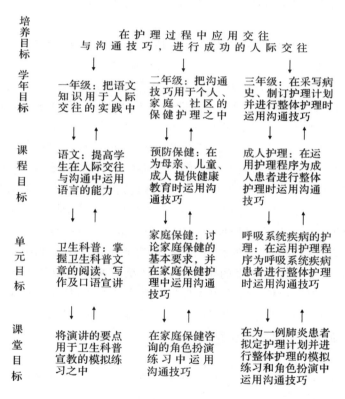

图 7.3 "NER 计划"中关于"交往与沟通技巧"的四级目标体系

　　每个学年的总目标从上而下地逐层分解到课程—单元(章节)—课堂(课时)之中。课堂目标必须是可操作、可观察、可评估的行为性目标。在执行计划时,从完成可观察、可评估的课堂目标开始,自下而上地逐层控制达标,以达成每个学年的总目标,这样经过三个学年的积累,便可保证人际沟通培养目标的最终完成。

　　在职业教育领域中实施目标教学有方便的条件。第一,护理专业有大量的技能操作课,其专业理论大多是直接为能力培养服务的。这样的构成很适合于用行为目标加以表述。这是构筑行为性教学目标体系的有利条件。第二,中专学生经过中考入学,具有优良的态度素质和职业道德。这种行为性目标及其体系非常适合于"实用型"人才的培养。

　　(2)突出预防保健

　　"NER 计划"中提到的知识框架包括六个基本概念:整体概念、初级卫生保健概念、健康与疾病之间的连续性动态概念、人的基本需要与生命不同阶段需要的概念、护理程序概念、人际交往与沟通概念(郭常安,1994b)。其中的初级卫生保健概念的目标是帮助所有人,健康的、不健康的人都享有卫生保健服务的权利,护士是初级卫生保健的主力军。这是对"1986 年护理教改"中"服务拓展至地段及街道"要求的延续,也是对护士从业者更高的要求。本次教改增设了"初级卫生保健""营养学""母婴保健"等课程(杭州护理教育研究所,1994),突出护理教育中对预防保健的考虑。本次教改考虑要使学生在学会保健护理的基础上再学会对病人的护理,这完全符合预防为主的卫生方针。过去将护理教育的着眼点放在疾病护理方面,相对来说不重视甚至忽略卫生保健的教育和教学,结果使某些学生到毕业时连自我保健都不会,没有建立健康的生活方式,甚至连起码的卫生习惯都没有养成,职业素质很不理想。加强卫生保健的教育与教学,使学生树立起卫生保健的责任感和使命感,学生的职业素质可望得到改善。因此,本次教改在护理教学中强化卫生保健的教育和教学。

　　……在教改试点班上学的……重视学习保健内容……宣扬"人人保健"的意识……要求从自我做起……建立健康的生活方式……卫生习惯……再去帮助更多的人……不仅仅是帮助有病的人,更要帮助那些亚健康的人,甚至健康的人,把护理的辐射面扩大到全体人……(LXQ-09)

通过上述描述可以发现,这名毕业生在校期间就已经形成了初级卫生保健的概念,符合医学模式"以疾病为中心"向"以全体人的健康为中心"的过渡过程。

(3)突出"四个强调"

"NER 计划"在实施的过程中提出了"四个强调"(章冬瑛,1999)。第一,强调教师的言传身教对学生态度培养的作用,以便于态度目标的落实。其中,态度培养的范围包括:学习态度和实验实习态度,服务态度和工作态度,对专业、事业、社会的负责态度(公德),对同学、老师、同行、同志的协作态度。该改革计划将态度目标有机地组织到每门课程的目标体系中去,教师必须有计划地安排相应的教学活动,并随时随地给予评估和反馈,以强化优良态度和纠正不良态度,使每个教师都对学生优良态度的形成承担责任,以利于学生职业素质和优良态度的培养。第二,强调学生对教学的参与,尤其是参与到自身学习目标的确定、评估中等。在参与的过程中主动地学习知识,掌握技能,并逐步养成良好的态度习惯。所有教学方法都贯穿着让学生参与的原则。同时还强调让学生参与学习目标的制定和评估,要求教师在上课之前一定要把学习目标明确地告诉学生,让他们可以有意识地向目标努力,并随时进行自我评估。通过参与,学生的自学能力可以得到有效的锻炼和提高。第三,强调理论和实践结合。要求在理论学习之后,能尽快地安排相应的实习,使理论用于实践从而得到强化,并及时转为技能。在教学计划中安排了四次(共 41 周)下医院和社区实习,又在第五学期安排了 102 学时课间实习(每周两个下午,共 34 次)。第四,强调反馈以评估教学效果,从而改变以教师为中心的课堂模式,从学生的兴趣和参与出发达成目标。该计划要求实施改革计划的教师和学生一定要树立以下六个意识:目标意识——教学之初一定要有明确的目标,一切教学行为活动均按目标进行;保健意识——形成保健的责任感和使命感;态度意识——教师在教知识、教技能的同时不忘教态度,学生在学知识、学技能的同时不忘学态度;参与意识——师生共同参与教学活动;反馈意识——学习之后及时评估反馈,从而达到强化;实践意识——学习之后紧跟着用于实践。

4."NER 计划"的课程改革

在"NER 计划"中,课程改革打破了 1986 年护理教改中"必修课＋选修课结合"的教学模式,将所有课程分为普通文化课程、人与环境课程、卫生保健课程、基础护理与专科护理课程四大类,并且按照"自我保健护理—家庭社区护理—临床疾病护理"的顺序,由浅入深地安排课程(浙江省杭州护士学校,1992;郭常安,1991)。再对课程设置进行完善,继续以目标教学模式为核心,教师需要完成目标控制,即需要在每单元整体教学的范畴内,达成每次课堂教学目标。对教学实行控制的具体做法如下:

一是重视课堂教学的设计与教案书写。改革班教师的教案完全按课程大纲的格式书写。首先是设计好每节课的"课堂目标":它必须是单元目标的具体分解,而且是非常具体的行为性目标,能够当堂完成并可以进行评估。然后是安排为实现课堂目标所必需的"教学内容"和"教学时间",设计最利于实现目标的"教学活动",列出所需要的"教学资源"。最后是检查目标是否完成的"评估方法"。这些教案将作为课程改革的成果整理上交,并作为下一轮教学的依据。

二是认真指导预习和复习。要求教师在每次上课结束前都必须指导预习和复习。指导预习包括交代下次上课的学习目标、提示预习内容和重点、布置预习思考题或预习作业、指导阅读参考资料等。指导复习包括提示复习重点和思考题、提供参考书目并进行阅读指导、布置作业和练习等。每次上课应对预、复习进行检查,从中获得反馈信息以加强上课的针对性。由于周学时控制在 24 学时以内,所以有较充裕的预习和复习时间。

三是采用多种教学方法,引导学生参与教学活动。学生经过充分预习之后,教师除采用传统的讲授、讨论外,还较多地采用了角色扮演、教学游戏、模拟教学等方法。

四是采取少量多次及多种多样的评估方法进行考核,并及时将结果反馈给学生。评估的方法有:①书面测试;②作业和练习;③做实验报告;④检查听课笔记;⑤提问和口试;⑥观察学生行为态度;⑦个别交谈;⑧观察小组讨论;⑨技能操作示范;⑩在教学中直接评估;⑪召开学生评议会对态度进行评估;⑫召开带教老师、服务对象评议会进行评估;⑬在实习、实践中直接用评估表进行评估。

成绩确定的原则是:①考核内容必须包括知识、技能和态度三方面。②允许教师在考核方法及成绩评定方面进行大胆尝试和改革创新,但需要事先提出方案讨论,并经教务处审批。③总的成绩评定重在平时的考查和评估,如果平时的考查已能充分反映学生的实际水平,则可以允许某些课不进行"算总账式"的书面测试。④考查课可采取"优、良、中、及格、不及格"五级评定法。⑤着眼于提高学生的智能水平,目的是评出学生的真正成绩。

五是加强对教师的评估考核。具体做法是:①成立教学调研组,有计划地组织系统听课评估,每月向有关教师作一次反馈。②印刷《教师课堂教学评估表》,用于教师的自我评估和同行评估。③用《学生对教师有效性评价表》向学生进行问卷调查,每学期两次。④平时教务处按照教师的教学进度和单元目标进行不通知的抽查或考核,以了解教师的教学效果。

六是制定实习大纲,将实习目标分解到每周。同时通过卫生局,召开医教联席会和举办实习带教教师讲习班,全面介绍学校教改思路等。

从图 7.4 可以看出,每一门课程都需要通过这样的一个教学目标控制程序来实现。在教学设计环节强调整体备课,定学时目标、教学活动方式并完成教案的书写;目标展开环节即告知学生本次授课的教学目标;预习诊断是让学生具备学习新知识的认知心理和情感准备;课堂教学是一种师生双边的教与学活动;评估反馈是教学过程中的观察自评和学习结束后的目标测评,重要的是反馈及时,利于修缮;矫正补救即针对不足之处进行个别矫正;达成目标即学生达到课程学习的课时目标。"NER 计划"提出的这一套教学目标控制程序在当时作为以目标导向为基础的一种新式教学模式,符合布卢姆的教学目标分类理论、教学评价理论及掌握学习理论。

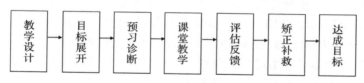

图 7.4 课堂教学目标控制程序图①

为适应医学模式的转变,此次教改课程设置增加了人文科学、行为科学、预防保健的课程,现代护理科学的发展也有许多新内容充实到护理课程中去;参考国外护理教育的课程体系,采取相关课程合并等办法进行课程结构改革,同时大刀阔斧地削减偏深、偏难、偏多的内容以增加新的实用性内容。例如将原来的生物学、解剖与组织胚胎学、生理学、生物化学四门课合并为"正常人体学"一门课。教学时数从原来四门课合计的 370 学时削减为178 学时,削减幅度达 52%。再如将原来的病理学和微生物与寄生虫学合并为"疾病学基础",教学时数从原来两门课合计的 163 学时削减为 88 学时,削减幅度达 46%。将药理学改为药物学,课时数从原来的 119 学时降为62 学时,削减幅度为 48%。内容从实用出发,降低理论深度,注重药物疗效和反应的观察处理。

---

① 图片来源:郭常安.护理教育改革试点课题研究[J].中国卫生政策,1991(5):31.

在师资水平提高的基础上,各科教师自己动手编写了与教学改革配套的教材,先后编印完成并投入使用的配套教材有《护理伦理学》《正常人体学》《疾病学基础》《药物学》《营养学》《初级卫生保健》《母婴保健》,以及各科护理学等共18种。

在省、市卫生厅、局的支持下,该教改点在11所省市级医院建立了长期固定的实习基地。每个基地都有一名脱产的总带教老师和一套相对固定的带教班子,通过定期召开医教联席会和举办学习班等方式,培训医院带教老师,使他们熟悉杭州护校的教学改革并积极参与和配合教改。杭州护校的临床老师与医院带教老师合作制定实习目标体系,将实习目标分解到每一周,实行目标带教,大大提高了实习质量。为培养和锻炼学生社区保健和群防群治能力,同时建设了3个城区社区实习基地,提高了社区实习的效果和质量。

5."NER 计划"的教改试点调查研究

"NER 计划"在1991年开始进行教改试点,将当年入学的250名新生按照随机抽样的原则分配到五个班级,抽签决定五个班的班主任。教改班编为护75班,执行"NER 计划"的教改方案,其他四个班编为护76—79班,执行"1986年护理教改"的计划。在1994年第一批教改班学生毕业之际,杭州护校对全体毕业生进行毕业抽考,抽考课程为普通文化课、基础课、临床护理课和预防保健课。第一届教改班50名学生与对照班200名学生的抽考成绩经统计处理后,结果显示,全体考生四门课成绩为 51.79 ± 8.14,75教改班的平均成绩为55.42,高于其他四个班(76班52.19,77班51.89,78班50.01,79班49.95);同时,75班和其他四个对照班除了临床护理课成绩没差别($P>0.05$),其他的普通文化课($P<0.05$)、医学基础课($P<0.001$)、预防保健课($P<0.001$)均存在差异或者显著差异(杭州护理教育研究所,1994;梁立,1998)。第二届教改班与对照班用同样方法抽考,结果恰恰是课时和内容削减最多的医学基础课,教改班平均分显著高于对照班。在第一届教改班学生毕业后一年(1995年),教改班与对照班学生一同参加了全国首次护士执业考试,结果全部合格过关。教改班50名参考学生的平均分,与对照班200名学生的平均分持平而略高(无显著差异)。而教改班学生在预防保健和人文科学知识以及职业素质方面的提高等,是全国护士执业考试试卷上无法反映的。经过这样反复的抽考和全国统一的护士执业考试的检验,本次教改的效果得以验证。

杭州护校"NER"护理教改试点自 1990 年启动,护理教改(NER)计划的科学内涵如下:培养目标为适应医学模式转变的需要,强化卫生保健教育,使培养的人才更好地为"2000 年人人享有卫生保健"的目标服务;按照培养目标构筑严密的四级目标体系(培养目标、课程目标、单元目标、学时目标),形成知识、技能、态度的教育阶梯,以保证终端目标的实现;把态度目标融进课程目标体系之中,使教书与育人紧密结合;课堂教学采用学生参与式的教学方法和评估方法,使学生真正成为学习的主体;实习分四次安排,使理论与实践更好结合;强调及时的评估反馈,以强化学习动力。这些科学内涵涉及中等医学教育的一些深层次问题,实施试点时要求师生相应地树立目标意识、保健意识、态度意识、参与意识、实践意识和反馈意识。

省卫生厅决定,从 1991 年起在全省中等卫校护士专业中逐步推广实施这套计划。从实施情况看,这套计划值得肯定的是:

(1)培养目标和计划安排是在广泛的调查研究基础上确定的,教学计划经多次全国性护理教育会议研讨、论证,吸取和采纳了大多数专家、学者的意见,先后经过十多次较大的调整和修改。这套计划比较切合我国国情,易于推广。

(2)课程设置比较合理,增加了心理学、伦理学等必修课和护理美学、音乐等选修课,学生的知识结构和基本素质可望改善。

(3)按实用型人才的需要,削减了偏多偏深的内容,从而减少了总学时,学生的课业负担有所减轻,自学时间则相应增加,有利于智能的开发。

(4)按"删繁就简,学以致用,突出护理,强化实践"的原则重编各课程大纲和教材。有的教材经试用和修改已正式出版。护理科学独立的专业特征有所强化,重医轻护的倾向有所改正。

(5)加强了实践性教学。一是在校内实验室和示教室强化操作训练,二是在毕业实习中强化技术操作考核(包括出科操作考核、毕业综合操作考核)。

这套计划实施两年半,基本情况是好的,虽削减了课时、精简了内容,但质量仍可保证。

在 WHO 专家指导帮助下,按目标教学模式,制订了教学计划和各科教学大纲,1991 年秋试点一个班,1992 年试点两个班,1993 年普及全校。1994 年第一个试点班学生毕业,经全面科学的评估检测,各项目标均优于非试点班;1995年两个试点班学生毕业,继续检测,仍优于非试点班。毕业一年后,参加护士执业证书的国家考试,试点班的成绩仍显著优于非试点班。教改试点令人信服地获得成功。(GCA-10)

值得注意的是,教改班的优异成绩是在较大幅度削减了传统课程学时数的情况下取得的,而教改班新增加的人文课程和卫生保健课程等并没有参与检测,教改班学生基本素质的改善也未在检测中有所反映。

三、其他护理教改项目

1. UNDP 护理发展项目

1992年6月,WHO西太区护理官员米勒和WHO驻中国办事处官员库兹,带领一个由韩国、老挝、西萨摩亚(今萨摩亚)等国家卫生部官员和专家组成的考察组,专程来杭州考察杭州护校所承担的卫生部和WHO联合规划的护理教改试点情况,考察后对试点情况满意。为了进一步深化教改,卫生部和WHO于1995年3月又在杭州护校实施了"UNDP护理发展项目",杭州护校再次成为该项目的"护理师资培训中心",可以说"UNDP项目"是"NER计划"护理教改试点的后续项目。

2. 华夏基金会项目

伴随着"NER计划"的成功,卫生部曾经通过各种渠道向全国宣传、推介杭州护理教改的经验,例如委托杭州护校举办十多期面向全国的护理教改讲习班、研讨班,卫生部司处领导多次出席讲习班并发表重要讲话,委托杭州护校组织讲师团赴甘肃、宁夏、海南、广西等地讲学,介绍教改经验等,逐步将杭州地区中等护理教育推向高潮。华夏基金会项目是卫生部为深化护校护理教改而引进的全国性的护理人才队伍调查项目。

第五节　本章小结

一、对"杭州中等护理教育的复苏与高潮"阶段命名的几点考虑

"文革"十年中教育院校"关、停、迁、并"的政策对我国的教育事业造成了空前的破坏,护理教育也不例外。1979年,中央提出"调整、改革、整

顿、提高"的方针,教育事业得以恢复和发展起来(毛泽东等,2002)。在杭州地区少部分力量恢复开拓高等护理教育的同时,护理教育的恢复仍以中专层面为主。这并非是对形势的不正确估计,相反是基于专业培养中的分级理论和院校的办学性质而产生的——在大力发展高等教育的同时,必须先稳定中等教育,培养合格的护理人才,保证社会需要,这符合本阶段杭州护理教育恢复的进程。因此从 1979 年起杭州护校便开始承担起护理员的基础理论课教学的任务,1982 年起学校执行卫生部统一的中专护理专业教学计划,其中的培养目标相比"文革"期间有了"文化基础知识、专业基础理论、病房管理的知识与能力、独立地从事护理工作"等突破,恢复学制三年。因此,首先这是"杭州中等护理教育的复苏"阶段(以下简称"复苏"阶段)。

在"复苏"阶段,国际社会上医学模式、卫生服务模式对包括护士在内的各类卫生技术人才的需求结构发生了变化,与此同时发生变化的还有杭州地区的疾病谱,中等护理教育的改革与发展在时代背景下应运而生,可以说中等护理教育教学改革是我国护理教育史上的重大事件,是跨世纪的人力资源工程。杭州护校在此期间先后承担了省卫生厅的"1986 年护理教改"、WHO 和卫生部合作的"NER 计划"、联合国"UNDP 护理发展项目"和华夏基金会项目,依次从各科教学大纲教材的组织编写(1986 年教改计划在杭州护校试行后提交我国中等护理教学改革研讨会研究修订成 1990 版本的全国性《护理专业教学计划》)、建立以教育目标分类理论为基础驱动的中等护理教育模式("NER 计划"的教改成果推广面向全国,并且在 WHO 的推荐下被翻译成英语向第三世界国家推荐)、以杭州护校为培训基地开展中国边远地区 8 个省市自治区护理教育师资培训项目和全国性的护理队伍现状调查等方面逐步推进,从护理教育层面使杭州地区乃至我国的护理事业从功能制护理向整体护理过渡,使护理工作的范畴从护理病人拓展至对健康的维持和促进,从个人辐射到整体,从医院延伸到社区和家庭。此阶段杭州护校在恢复发展中等护理教育的同时,也根据国际上生物医学模式的转变探索护理教育的方向,通过一系列护理教育改革课题的设计、实施、完成到推广,进入到杭州中等护理教育的"高潮"阶段。

本阶段历时 23 年,从"文革"结束的第二年 1977 年开始,到 1999 年杭州护校合并入杭医高专截止。至此,可视作杭州护校已历经 82 年的中专期(从 1917 年广济护校开始计算,其入学标准为初中毕业,属于中等护理教育的范畴)。

二、讨论

1. 本阶段护理教育特征为强调护理、注重整体、加强人文、服务社区

党的十一届三中全会以后提出了"百年之计,教育为本"的教育方针,教育中通过取消军体课和农村劳动、降低政治课比例进而降低了教育的政治性和非专业性;重视体育课,增强人才的身体素质;在1982年卫生部修订的护士专业教学计划中,突出了对护士文化课的要求以满足培养目标中"具有本专业人才所必需的文化基础知识"的要求。心理学和伦理学等课程的开设是对人文课程在护理教育体系中重要性的一种认可。

随后,1990年版的教学计划明确提出要随着医学模式的转变来转变教学模式,强调护理教育应该培养"中级护理人才",使他们具有内、外、妇、儿等各科的整体护理能力,卫生保健知识能力,卫生宣教能力,人际交流和沟通能力,良好的医德作风。在这个阶段,课程设置、教材建设以及目标教学体系的成立等都体现了"护理是一个独立的专业,护理教育是一个独立的教学体系",本阶段的护理教育特征可总结为:强调护理、注重整体、加强人文、服务社区。

2. 本阶段护理教育培养目标的历史评价

从培养目标角度来看,此阶段已经可发现记载详细的护理教育教学计划、培养目标等,究其原因,可能与同一时期布卢姆的教育目标分类理论传入中国有关。同时,由于改革开放的实行,很多国际知名护理教育专家在此期间来杭州讲学,他们带来的先进护理教育理念也冲击着杭州本土的护理教育工作者。

一方面,外籍专家强调的护理服务对象的演变、护理工作场所的拓展以及护理教育与医疗授课的区别,使得杭州护校在数次的对外交流和自身护理教改中体会到护理专业的定位,教改中护理教育培养目标的修订均不同程度受到国际护理教育的影响,使制订的培养目标符合时代要求,遵循专业的特色,亦体现了护理业"以人的健康为中心"的服务理念。

另一方面,"NER计划"将培养目标逐级分解,通过每课时目标的达成,一步步实现单元、课程、学年目标的完成,最后促使培养目标的实现,帮助护理教育形成了一个循序渐进和不断反馈的过程,尤其是在每一级目标中将抽象的理论目标分解成可观察、可测量的行为性目标(如记忆、模仿、习惯等),有助于培养目标的实现;另外,强调教师的言传身教对学生专业态度形成的作用,强调学生参与、从学生的兴趣出发,改变了传统的以教师为中心的课堂模式。

　　总体来说,本阶段是杭州地区护理教育的一个由停滞到发展,再到蓬勃兴起的阶段,培养目标的显性化是不得不提的一点。同时,培养目标下属各次级要求的设立顺应国际护理教育发展的趋势,遵循地区人民健康保健服务的需求,通过人才的合理定位("实用型"人才这一操作性界定)确保了培养目标的准确;将培养目标细化到课程目标、学时目标,更是保障了培养目标的可操作性、可测量性。以上两点将中专护理教育推向了高潮。

　　3.本阶段护理教育改革的历史评价

　　此阶段的护理教育改革启动于1986年,最早由浙江省卫生厅推动,在杭州护校试点成功后,向全省乃至全国推广,一系列国家层面、国际合作层面的护理教改项目多选择在杭州护校开展。

　　1994年,时任卫生部副部长张文康(1994)在全国中等卫生学校教学计划及教学大纲审定会议上对此阶段的教改予以高度评价。

　　　　几年来,他们通过WHO邀请国外专家讲学……根据生物—心理—社会医学模式……使培养的人才不仅面向病人和医院,也面向社区、家庭……虽然试点时间不长,但是在实践中总结出的经验已广为流传,得到国内外专家的肯定。(ZWK—1994)

第八章　杭州多层次护理教育的起步阶段
（1999—2012 年）

第一节　历史文化背景及我国多层次护理教育的发展

党的十一届三中全会以后，在邓小平建设具有中国特色的社会主义理论的指导下，整个国家在发生着历史性的伟大变化，在确立了"科教兴国"的战略地位后，我国高等教育进入一个极佳的发展时期，高等护理教育在这股时代大潮下开始逐渐恢复（曹梅娟，2009）。1983 年试点开办护理专业本科教育（沈宁，2006），1984 年高等护理专业教育工作会议谈及护理高等教育对护理专业及医疗卫生环境的重要性，一些实力较强的医学院校可尝试开设护理专业的高等教育。1985 年，7 所医学院校护理教育开始了本科护理专业招生，学制为五年。20 世纪 90 年代，护理教育拓展到硕士层面（林菊英，2001）。北京医科大学 1992 年正式招收护理硕士研究生。21 世纪以来，以第二军医大学、中南大学为代表的高等学府开始招收护理学博士生。

第二节　杭州地区高等护理教育的开始

杭州地区高等护理教育恢复始于 1987 年，由美国非官方组织健康基金会协助创建的浙江大学护理系在 1988 年开始第一次招收护理专业大专生，1995 年开始招本科生。1999 年，浙江省杭州护士学校并入杭州医学专科学校，同年增设高级护理专业，招收两个班 68 人（林正范等，2008），开始大专层次的护理教育，杭州护校在经历了漫长的中专期后进入高等护理教育阶段。2001 年 7 月，杭医高专并入杭州师范学院，更名为杭州师范学院医学院，2003 年，开始招收护理专业的本科生，2004 年成立杭州师范学院护理学院。随着高等护理教育事业的蓬勃发展，2005 年杭州师范学院护理学院获得硕士学位授予权。2007 年,学校改名为杭州师范大学。同年,护理专业硕士研究生班首次招生。2009 年,护理学专业入选杭州市特色专业,2012年,护理学入选浙江省重点学科。

第三节　杭州地区多层次护理教育
起步阶段的培养目标

一、大专层面的护理教育培养目标

2001 年,在进入高等教育时期后,本研究个案开展了护理专业教学改革试点工作,在试点方案中,教改小组提出大专层面的护理教育培养目标(杭州医学高等专科学校,2001):

> ……能独立运用护理程序实施整体护理并适应现代卫生保健事业发展需要的具有创新能力和终身自我发展能力的高等护理专门人才。要求:……必要的基础医学、临床医学、卫生保健基础知识……掌握基础和专科护理……掌握整体护理和必要的人文知识……独立收集病人资料,分析和诊断一般健康问题、制定护理措施,按计划实施整体护理和健康教育……应急处理、配合抢救和监护的能力……对常见病、多发病、常用药疗效和反应的观察监护能力……1～2 项专门化方向的护理能力……应用沟通能力、建立良好的人际关系的能力以及与他人协作的精神……毕业时通过英语三级考试;达到计算机二级;具有不断获取知识的能力。(Z-PYMB—2001)

然而,由于各方面原因,该护理教改方案尚未投入实施,本研究个案即合并进入杭州师范学院。2002 年,浙江省教育厅批复《关于我省高校2002 年度专业设置和调整的通知》(浙教高教〔2003〕41 号文件),该个案的护理学专业为大专水平,学制三年,同年招收学生 168 名(杭州师范学校,2002),培养目标更替为:

> ……可从事临床护理和一定护理管理工作能力的高级护理人

才,具有一定的社会科学和自然科学基础知识、较扎实的基础医学理论知识……掌握护理程序、整体护理,处理急、难、重症的护理原则……系统化护理技能……(Z-PYMB—2002)

将 2001 年、2002 年的两版护理教育大专层面的培养目标与 1990 年版的相比较后发现,2001 年大专层面的护理教育突出了"护理程序""整体护理""创新能力和终身自我发展能力"等关键词,在业务层面更是提出了"有 1～2 项专门化方向的护理能力"的要求,2002 年再次合并后,培养目标增加了"护理管理工作能力""系统化护理"等,两版新时代的高等护理大专层面教育的培养目标都提到培养"高级护理人才",而不再是中专层面的"实用型人才",但是 2002 年版本中的培养目标对"专科化护理"的只字不提也体现了杭州地区护理教育从中专层面向高等教育过渡过程中的一种定位困惑。

二、大专层面的护理教育的学制和课程设置

2001 年教改计划修业年限三年,共 147 周,理论教学体系被分为必修课、选修课、专业实践课和活动课四类,详见图 8.1。

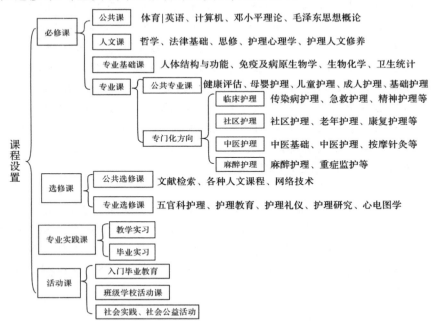

图 8.1　2001 年杭医高专护理教改方案中的课程设置

本次教改的课程设置中必修课(除专业化方向外)1881 学时,四个专门化方向(每个方向主修 144 学时,辅修 72 学时)由学生选择,选择其一作为主修,另选一个作为辅修,每个学生有两个专业化方向。这是 2001 年教改最大的特点,即"专业化方向"的提出。其选择的临床护理、社区护理、中医护理、麻醉护理四个方向具有极高的时代价值与意义,尤其是麻醉护理方向,比国内较为著名的麻醉护理专业(江苏某医学院 2004 年首次开设麻醉护理专业)还早了三年时间。

三、本科层面的护理教育培养目标

该研究个案"十五"本科专业调整与发展规划表(2002—2005 年)将护理专业的发展定位为本科(杭州师范大学,2009)。2003 年,护理学专业正式成为本科的一个专业,同年招收学生 60 名,学制四年,毕业后授予理学学士学位,其培养目标设定为:

> ……具有创新精神……实践能力……高素质临床护理……社区护理……护理教育……护理研究……护理管理……
>
> 具体要求为:
>
> (1)注重沟通、建立良好的人际关系以及与他人协作能力;
>
> (2)具有专业敏感性,主动参与专业发展与改革;
>
> (3)具有不断自我学习、自我评价、自我提高的能力。(杭州师范大学,2009)(Z-PYMB—2003)

将 2003 年版的培养目标与 2001 年版的相比可以发现,在本科护理教育层面上,2003 年版对护理专业人才培养的要求多了"社区护理工作者、护理教育师资、护理研究人员""专业敏感性,主动参与专业发展与改革"等内容,这与我国发展高等教育的指导思想一致。

2009 年护理学专业本科培养方案将培养目标进行了如下修订:

> ……系统地掌握护理学"三基"……临床护理工作能力……教学能力……管理能力……科研能力……终身学习能力……在各类医疗卫生保健机构从事护理工作……从专业态度、基本知识、基本技能和能力三个方面要求护理专业的毕业生。(Z-PYMB—2009)

将 2009 年版的培养方案与 2003 年版的进行对比可发现,2009 年版对学生提出了诸如"专业价值观""法律观念""科学的质疑态度和批判精神""成本效益观念""熟悉国家卫生工作方针""熟悉不同对象的心理需要和常见问题的评估和干预""传统医学知识""急救护理技术和专科护理技术""外语听说能力"等要求,尤其是要求学生"熟悉国家卫生工作方针",有"科学的质疑态度和批判精神",这些要求帮助在校护生树立正确健康的专业价值观,与国外高等护理教育中一直强调的护士授权、参政议政有高度的相关性。

四、本科层面的护理教育课程设置

在 2009 年版的培养方案中,护理专业本科层面的课程设置分为通识教育必修课、专业必修课、专业选修课、通识教育选修课四大类,其中专业必修课包括大类基础课、专业核心课(见表 8.1)。

表 8.1　2009 年护理学本科课程结构比例表

课程类型		修习类型	课程门数	学时数	课时比例/%	学分数	学分比例/%
通识教育必修课		公共必修	10	684	26.7	35.0	20.8
专业必修课	大类基础课	专业必修	11	736	28.0	32.0	19.0
	专业核心课	专业必修	10	831	31.7	41.5	24.7
专业选修课		专业选修	5	119	4.5	6.5	3.9
通识教育选修课	特色限选课	公共选修	2	68	2.6	4.0	2.4
	公共任选课	公共选修	5	170	6.5	10.0	6.0
实践性环节		专业必修				31.0	18.4
Ⅱ类学分						8.0	4.8
合　　计			43	2608	100.0	168.0	100.0

与 2003 年版的本科课程设置相比,2009 年版增加了大学生职业发展与就业指导、国防教育等通识教育必修课,多媒体课题制作、社会医学等大类基础课,将诊断学课程改为适应护理专业的健康评估等。在专业选修课程中,学生可以根据自身情况选择包括社区人群健康管理、康复护理、助产技术等在内的至少 6.5 学分的课程。

五、学术型硕士层面的护理教育培养目标

2007 年本研究个案护理学硕士点招生,作为学术型研究生的硕士点,开设护理教育、社区护理、护理心理三个研究方向,后又增加临床护理研究方向。截止到 2012 年,护理学院共毕业硕士研究生 23 人。护理专业硕士研究生的培养目标遵循教育部对硕士学位研究生的要求:

> ……把握护理学科前沿动态……较敏锐地发现问题、分析问题和解决问题的能力……以科研学术的基本程序和方法开展护理专业课题研究……具有学习、反思国外有关中国护理学研究最新成果的能力。(Z-PYMB—2012)

将硕士层面的培养目标与 2003 年版的本科培养目标进行比较可发现,"本学科的理论基础""前沿动态""发现问题、分析问题和解决问题""科研学术的基本程序和方法"等关键词,着重突出了对护理学硕士生科研能力的培养。

> 护理学学科的学历层次还是相对较低,全国的护理专业硕士研究生不到全体护士总数的 1‰,因此在别的学科博士主导科研的情况下,护理学科的硕士生甚至本科生必须承担起科研的任务。(杭州师范大学研究生处,2007)(FW-16)

以上是一位具有多年教学管理经验的护理专业教师对护理专业的定位分析,她提出了护理学硕士在护理科研中的重要地位,从侧面反映了护理教育专家对高级护理人才所应具备的知识结构和能力素养的期望,与上文中护理学硕士学位研究生培养目标相呼应。

六、学术型硕士层面的护理教育课程设置

本研究个案护理学学术型硕士的课程分为学位和非学位两类课程,不同专业方向课程有所差异。以社区护理方向为例,学位课程包括社区护理理论与实践、高级卫生统计学、护理科研设计、护理学理论、临床实务等十一门课共 26 学分,非学位课程包括高级心理学、护理教育理论与实践等三门课共 6 学分,还有学术道德教育和学术规范训练、教学实践、社会实践和学

术活动（如读书报告会等）共 1 学分。

七、师资队伍建设

2000 年后，本研究个案坚持"尊重知识、尊重人才"的原则，建立健全师资队伍建设机制，2002 年起对护理学科中的中青年骨干教师实施了一系列计划——培养学科带头人，实施高级访问学者计划、硕博士工程、出国进修工程等，并通过高层次人才的引进和名誉教授、客座教授、双聘教授的引进进行"引才"和"引智"两步走（林正范等，2008）。

> 同事们都说我喜欢读书……我就开始准备考博士，后来全脱产读博士，因为做的是教育类课题的理论研究……慢慢地，护理博士的教师开始多起来，大家经常在一些学术交流活动中交流观点、意见，学术眼光也在不断拓展……有时候我们还邀请别的学校的知名教授来给我们的老师上课，大陆的、港台的，还有国外的我们都有请。（CMJ-17）

通过上面的讲述可以发现，这名护理专业教师是属于早期硕博士工程中的一员，通过全日制博士学位学习提升了自我的科研学术能力，在她之后有其他教师通过硕博士学习、出国进修等途径提升了自己，整个护理学科构建了一个学历层次较高、体系化的师资队伍。

八、高仿真、信息化实验教学模式的建立

人类社会进入一个高度文明发达的信息社会，在现代护理教育思想的指导下，护理教育将信息技术和护理教学有机融合，使教学信息全面、多向化，实现创造性学习目标，取得与时俱进的教学效果（钟建群，2005）。同时，护理专业是一门具有较强实践性的学科。面对当今紧张复杂的临床护理工作环境，护生在临床实习过程中直接为患者提供护理操作的机会必然受到一定程度的影响，因此，以智能仿真技术为核心的病人模拟系统可以用战略性的前瞻眼光解决当代医学生临床教学中所面临的问题（朱卫民等，2007）。基于此，本研究个案提出建立一个高仿真信息化的实验中心，帮助在校护生培养一定的临床胜任力。2010 年 12 月，浙江省教育厅批准了本研究个案护理学省级实验教学示范中心建设项目（浙教办高教〔2010〕183 号文件）。

该实验教学模式以培养学生能力为主导，通过加强加大实验室开放力

度,开办各种护理培训和继续教育项目等内容来保持临床高仿真、护理信息化实验中心的稳定运行,提高师资队伍水平,培养学生胜任力。

> 学校的高仿真信息化实验室是比较高级的,外教来学校讲课也用了这套系统,我们在103教室,跟模拟病房连线就可以直观地看到他们的操作。有时候老师让我们做角色扮演,一个同学在示教室外面隔着窗子模拟病人,在操作的同学就可以听到"病人"说的话,感觉很真实,这跟对着不会讲话的模拟人完全是两种感受。(HX-18)

以上这名护生谈到了在本研究个案高仿真实验室学习的心得。在她看来,模拟的意义在于让人身临其境。学校的这套实验教学模式使她重视起护理操作中的人文性和社会性,高仿真的医院流程帮助其迅速融入医院环境并胜任临床实习。

九、学生对外交流

为培养学生在新环境中的适应和实践能力,拓展护理专业学生国际视野,提升学生自主学习的积极性,本研究个案先后与英国爱丁堡大学、美国博依西州立大学等知名护理院校签订交流学习项目合作协议,自2010年起派送学生开展交流学习工作。很多学生都表示学校提供的这种交流学习机会让自己受益匪浅。

> 虽然就短短的3个月……每一门课程都有大班和小班……很重视实践教学,实践地点也不是都在医疗服务机构……有一次我们到一个教会中学去宣传吸烟的坏处,就用了一个真实的猪肺做案例,很多人都有了很深的感触,通过这次学习,我觉得我看问题的眼光拓展了,也体会到健康教育的重要性。(HX-18)

第四节　护理教育改革与发展

进入多层次护理教育阶段,尤其是2007年护理学硕士点招生后,本研究个案在护理教育改革上开始了自我探索,在浙江省"新世纪"等各级教改课题中进行突破,主要教改方向包括高等护理教育质量标准、实践教学、操作技能双语教学模式、基于专业课程的英语自学能力和专业招生模式影响下学生非智力因素的比较等(赵莹莹,2013),从招生对象、课程设置、实践教学等方面开展了广泛的研究。

第五节　杭州地区各领域护理从业人员对"高等护理教育"的态度

一、护理专业教师

关于杭州地区护理工作的现状,有护理专业教师认为新时期的高等护理教育发展是高等教育大众化的一个集中表现(龙健,2004),以高校扩招为形式,将高等教育的精英模式转变为大众模式(陈洪玲,2011),这是一个教育转型期,也是与中等教育的一个衔接期。

> 50年代开始一直都是中专,90年代才开始有少量的大专护士,现在都以本科为主了。以前我们中专生去做护士都是十八九岁就毕业了,现在动不动本科,甚至研究生毕业都是二十五六岁,书是读的多了,对工作的期望那就大了,但是做起工作来还不一定就比中专、大专护士好,这是怎么回事呢?要想想现在本科招生已经普及了,我那时候考中专都是成绩很好的才能考上,现在呢?教育已经不是以前的那种精英式培养了,所以发展高等教育必须要先衔接好本科、大专和中专的关系。(CXZ-01)

另外,有些护理教育专家认为需要以"专科化"方向来进行高等护理教育,一位曾经参与过国家级护理教改的护理专业教师这样描述:

> 90年代时,我们曾经想过发展专业型护士,就是把护士像医生那样培养,按不同的科别,比如说你做外科,你就学习伤口、换药等等,你做急诊护士,就要熟悉心肺复苏、抢救等等技术,不然我们的护士都是没有专科性的,到临床后都是转一圈不同科室,然后再定科,但是当时WHO的老师说,在英美发达国家,专科护士或者

是护理专家都应该达到硕士水平,而我们的学历层次局限在中专层面,可以说当时我们是想以中专的面貌去追赶国际趋势。现在护理教育已经到本科甚至硕士层面了,是不是可以以这个为方向来培养人才是你们可以考虑的。(GCA-10)

二、护理管理者

一些护理管理者对高等护理教育以及当前护士离职显著等问题发表了自己的观点,一名毕业于本研究个案,后又从事护理人力资源管理工作的护理管理者在访谈中提到:

> ……很多学生来临床后干不下去说太累了就辞职了,我完全理解……之前都是中专毕业,大家想边上班边读书。医院要求工作五年后才能参加升学考试,所以现在临床上很多大中专护士工作很辛苦,却都还在搞继续教育。那现在招进来的很多护士一开始就是本科学历,他们的理论是很好的,英语也很好,但是操作什么的可能还不如专科毕业的护士,所以说高等护理教育想要发展首先就要解决一个与临床结合的问题。另外一点,要想留住这批高层次的护士,就要让他们有一个自己的方向……但是到医院后这是一个很漫长的积累过程,如果你不积累你就不能胜任这个工作,医院也不可能让一个完全没经验的人去做,所以有时候我在想这种积累可不可以放到大学里完成,像大三进入专业课学习的时候就确定你的方向,专科护理、护理管理或者是全科护理,然后下临床实习的大纲也根据你的方向来重新安排……(LXQ-09)

三、通过高等护理教育培养的临床护生/在校护生

此类人群的研究采用焦点访谈形式展开,被访者均认为选择专业时的盲目性以及毕业后用人单位的定位模糊影响了他们的选择。

在访谈中,有 4 名一线护理工作者表示自己非第一志愿填报护理专业,有 2 名被访者表示自己是由于高考成绩不理想、家境一般等因素第一志愿填报护理专业,以上 6 名被访者均表现出对该专业"谈不上喜欢或者不喜欢"的态度。

  我是被调剂到这个专业的,当时高考完不想复读,家里人觉得女孩子将来做个护士也蛮不错的,所以就来读了。(WR-17)

  我们家是农村的,我还有弟弟妹妹,所以当时读书就想着要找好就业的专业,就报了护理,现在已经做了四年了,以后要怎么样我也没有想好。(LY-18)

  另外,一些被访者提出,高等护理教育与临床工作存在脱节情况,这种情况会影响护士的职业情绪。

  我现在工作很消极,我们男生做护理,要接受很多的非议。以前在学校的时候老师总是说男护士在临床很吃香,我们是真正的"男丁格尔",但是我现在完全没这种感觉,根本得不到重视,感觉自己稀里糊涂地就做了这行。(LY-18)

  经过访谈,研究者发现护理专业学生(本科及以上)的职业倦怠情况很普遍。焦点访谈时得知,大多数人存在离职意愿,这与高等护理教育的教育初衷是相悖的。从培养目标的调整和激励作用来看,培养目标必须具有动态的变化能力以适应市场经济大背景下社会需求不断变化的现状(詹星,2007)。

第六节 "专科化"对多层次护理教育的影响

  本章第五节在引用护理专业教师及护理管理者的部分访谈记录时提到了"专科化"的相关问题,因此研究者进一步探讨了国内外"专科化"护理的进展。

一、国际护理教育中"专科化"趋势的产生

  20世纪后期,随着自然科学、人文社会科学的飞速发展,全球护理教育也进入了一个专业快速发展的阶段,诸如美、英、澳在内的发达国家均兴起了一场"专科化"护理实践活动(姜安丽,2002),临床护理专业制度建立健全(包括入学标准、教育形式、课程设置、培养目标、资格认证、护理管理),这种世界范围内崭新的护理实践活动拓展了护士的专业职能。统计资料显示,

美国的"专科化"高等护理教育在改进医疗服务质量、缩短住院日、减少并发症、降低住院费用等方面有积极影响(冯金娥等,2007)。临床护理专家(clinical nurse specialist,CNS)是在护理专业化进程中形成和发展起来的高级临床护理工作者,最早在美国提出并实施,现在美国临床护理专家的培养逐渐定位于硕士以上学历水平,并延伸到临床的许多专业(张立颖,2001)。

二、杭州地区专科护理的开展

21世纪以来,《中国护理事业发展规划纲要(2005—2010年)》《浙江省实施〈中国护理事业发展规划纲要(2005—2010年)〉方案》提出要在护理专科化领域发展"专业护士",浙江省卫生厅2009年颁发的《浙江省专科护士培训方案(试行)》,将培养目标定位为:

> ……实施重症监护(包括成人、小儿、新生儿)、急诊急救、器官移植、手术室护理……具有一定的业务水平和专长……解决实际工作中专科护理问题……指导协助其他护士开展工作……良好的职业道德……临床护理骨干。(Z-PYMB—2009-ZKHS)

2010年揭晓的专科护士培训基地有包括成人ICU、急救急诊、手术室在内的8个专科方向,培训基地由以省、市三甲医院为主导的团队组成,培训对象应具有以下资质:执业护士资格,大专以上学历,临床护理工作时间≥8年,相关专科工作时间≥3年,有一定的外语基础,本人自愿并经单位选拔、推荐。

截至2012年,研究者发现目前杭州护理教育的专科化开展是以医院为基础而开展的,即便是理论教学,本研究个案也未参与过联合培养,这与国际护理教育领域"高级实践护士"是通过高等护理院校联合医院培养的情况存在差异。

三、护理学硕士对"专科化"的态度

对于临床护理现状,谭静(2011)认为护理专业研究生教育是培养高级护理人才的主要渠道,以硕士学历为起点的高层次、应用型、专科型护理专门人才可以加速护理专业化进程,也与国际上"专业化"护理教育从硕士层面起步的状况接轨。截止到2011年,国内招收护理专业学位硕士的院校共有 28 所,到本研究搜集资料截止时,本研究个案无专业学位的护理学硕士培养资格。

> 虽然我是学术型护理学研究生,但是本科毕业后没参加过工作就来读研了,等于说除了实习就没接触过临床,因此硕士毕业后我还是想去医院锻炼一下,积累一些工作经验,培养自己的专科护理能力,不然作为研究生但是各种专业技术都不达标也说不过去。(YCJ-19)

以上这名护理学硕士已意识到自身对临床专科知识的疏漏,并表达了对进入临床工作的期待。她认为,一名硕士研究生绝不仅仅需要扎实的理论基础,同样也应该具备娴熟的护理技能和较好的专科护理能力,这样才可以胜任这份极具实践性的工作,这与前文谈及的国际高级实践护士学历定位相吻合。

同时,一些护理学硕士在访谈中表达了作为学术型硕士在就业时的定位困惑,一位已经毕业的护理学硕士这样描述:

> 专科化的一种方向,××医院的专科护士可以坐门诊开诊所,他们初始学历并不高,但是经过后期继续教育形式,在临床中学习、参加培训班、考试这样子拿证,然后有了资格去做,很多医院都开始开拓这种形式的专科护士。我们读研究生其实方向并不明确,当时的护理教育方向毕业也可能去了临床,社区护理方向可能去了学校教书,如果有一种教学模式是临床护理方向的研究生第一年在校学习护理科研知识,然后跟着不同的专科方向下临床学习,毕业的时候通过考试拿专科护士证,那我更愿意选这一种。(ZJJ-20)

第七节 "创新型人才"对护理教育的要求

2005 年中共中央提出要建设创新型国家,建设创新型国家需要满足三个要求:一是创新的投入高,二是创新的产出高,三是自主创新能力强(赵红姬,2005)。其中第三个要求自主创新能力强事实上是对高素质的"创新型人才"的要求。庄寿强等在《普通创造学》中对此进行了解读,即"有大无畏的开拓和进取精神,有较强的求知欲和创造欲,有强烈的创造思维和竞争能力,除此以外还需要具备独立的人格和健全的情感等"(庄寿强等,1997)。可以说,培养高素质、创新型人才是教育的使命,也是教育的主题(陈洪玲,2011)。高等护理教育是培养护理专业"创新型人才"的主要来源,本研究个案 2009 年版的护理学专业本科培养业务要求也明确标示出"创新精神……终身学习……主动获取新知识……自我完善……"等字眼,硕士层面的培养目标中的"较敏锐地发现问题、分析问题和解决问题的能力",都体现了本研究个案高等护理教育层面对创新能力的要求。

　　然而全国性的高层次护理人才流失严重,杭州地区也不例外,护理管理者表示临床护士缺乏创新能力的现状是护士群体的职业权限过小而导致的。

　　　　说起护士的创新能力这一点……护士都不敢质疑医生,医生说什么就是什么,这个情况是对护士职业的不公平对待,因为护士即使你读到硕士、博士,去医院还是得跟中专、大专一样做,除了升职称快一些其他没有太多差别。为什么现在本科生一跳槽都是大家一起跳,这就是一个多米诺骨牌效应。护士没有发言权,说了还不如不说,那护士创新什么呢?(SPZ-21)

　　尽管护士执业权限属于行政护理管理的范畴,但是营造良好的护理工作环境,提升学科软实力和创造力是不是杭州地区高等护理教育及护理教育专家下一步需要关注的方向,这一点值得思考。

第八节　本章小结

一、对"杭州多层次护理教育的起步"阶段命名的考虑

　　在经历了中等护理教育的复苏与高潮后,本研究个案的护理教育随着院校合并等时代发展背景进入了高等护理教育阶段,形成了大专、本科、硕士研究生在内的多层次培养局面。

其中高等护理教育对人才的培养目标逐级深化,在多层次护理教育共同培养的过渡时期,存在一些专业实际问题(课程设置、教学方法等)亟待解决。另有研究显示,我国高等护理教育普遍存在人才培养目标模糊、人才定位不当等问题,究其原因为:高等护理教育中断时间过长,相关的人才长期培养机制未跟上。赵红姬等在研究中提出护理教育多层次共同发展处于一个起步的阶段,本人亦认同这种观点,因此将本阶段命名为"杭州多层次护理教育的起步"阶段(以下简称"多层次起步"阶段)。本阶段起始于1999年,研究者搜集资料截至2012年。

二、讨论

1. 本阶段护理教育处于多学历层次的转型中

本阶段杭州地区的护理教育经历了一个多层次共同发展的过程,从学历层次上先后培养了包括大专、本科以及硕士研究生在内的各级专业人才,以院校合并等行政手段推动本研究个案由中专期直接进入高等教育阶段,这种合并建校辅以高校扩招的状况,杭州地区并非特例。同时,2001年本研究个案的教改方案中所提及的"专业化方向"可认为是本研究个案在经历了长久的中专期后,对高等护理教育人才定位的一点尝试,而后的包括本科在内的课程设置中出现的"教学能力、管理能力及科研能力""质疑精神"的要求可体现出本研究个案在多层次护理教育起步阶段的创新与努力。从这点来看,以高等教育为主的此历史阶段始终保持曲折向前发展,整个过程是积极的,值得肯定的。护理教育专家通过在培养目标、教学质量、教学改革、课程设置等方面不断的尝试,摸索以高等护理教育占主导地位的多层次护理教育的定位问题。

然而,护生毕业后的长期发展机制并未随之改变,各学历层次的毕业生进入工作单位后分级较为模糊,各学历层次的护士均遵照"全科护士"的标准,不得不说这是影响各层次护理教育发展的一个阻碍因素。

相比较而言,美国护理教育分级清晰,现已建立起一个从低级到高级、从应用型到研究型的完整的人才培养体系,每个层次办学规模分布均匀,所占比例相对合理,各学历层次之间衔接性强。因此,研究者认为"多层次起步"阶段杭州护理教育处于多层次学历的过渡期,并且将在未来一段时间长期处于这种转型的探索过程中,这在美国护理教育历史上也曾出现过。

2. 本阶段护理教育培养目标的评价和展望

从此期各学历层次来看,培养目标均较为清晰,教育学相关要素亦颇为完整,培养目标的可测性和稳定性在"NER 计划"后更加清晰,影响高等护理教育的内部现实性因素达到较好水准。

从当前杭州护理教育现状中高等教育占主导地位这一局面出发,研究者通过一系列文献阅读总结了影响高等教育培养目标建立的因素(见图 8.2)。在培养目标的制定中,内部因素和外部因素都产生着巨大作用,对护理人才培养的准确定位、质量要求将成为下一阶段高等护理教育培养目标转变的一个重要方面。高等护理教育应该定位在职业性的"专才教育"还是理论性的"通才教育"?抑或是"专才"与"通才"两条路并驾齐驱?无论如何,杭州作为中国华东的经济发达地区,高素质、多层次、具有创新能力的护理从业人员队伍将成为迫切需求,人们既需要日常生活的照护者,也需要高级护理专业人才。

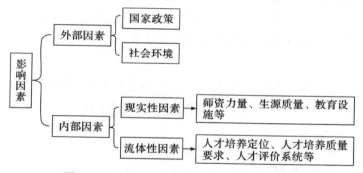

图 8.2 影响高等教育培养目标建立的因素①

另外,建立一套科学的人才评价体系也有助于验证培养目标制订的准确性,从而推动培养目标动态发展演变。

---

① 图片来源:庄寿强,戎志毅.普通创造学[M].徐州:中国矿业大学出版社,1997:239.

第九章 结 论

本书第二至八章对杭州护理教育史进行了回顾和分析,研究者提出护理教育经历了"传入"(1917—1949)、"自办"(1925—1949)、"以苏为师"(1949—1956)、"探索"(1957—1966)、"停滞"(1966—1976)、"复苏与高潮"(1977—1999)、"多层次起步"(1999—2012)共7个阶段,不同历史阶段存在不同的教育特征。

研究者以培养目标为研究视角,经过提炼主题法分析发现,杭州地区护理教育培养目标先后经历了潜隐、要素映射、显性、再定位4个主题阶段,护理教育需要进一步深化改革以促进将来的发展。

第一节 杭州地区护理教育发展中
培养目标的发展演变

一、主题词:潜隐

现代护理教育在19世纪下半叶伴随着以西方传教士为主导的西医东渐活动传入杭州,国外教会医护人员在传教、行医的过程中通过师带徒形式传授现代护理教育的思想和技术,后又在20世纪初以建立教会附属护士学校开始了护理教育的班级授课制。

此阶段的护理教育没有明确可追溯的培养目标的相关记载,各教育学要素也较为模糊,如修业年限采用弹性学制,招生任务也不明确,教师大多数由西方的传教士来担任,但是这部分传教士的教育背景、自我教育水平不详;然而,虽无明确提出培养目标,但从现存的有限资料可以发现这个阶段的护理教育极其宣扬宗教思想的重要性,对护士"仁爱""奉献"的要求很高,这是由传教士的宗教背景决定的。另外,教育中沿袭了英式教育体系特征,强调理论与实践结合。

因此,"传入"阶段属于杭州护理教育史中培养目标的潜隐期。这个阶段的护理教育是一种师带徒学制教育的推广,在"一对一"学徒制有限资源和传教士强烈的"文化传教"的愿望催化下而得以迅速开展起来。同时,此阶段从时间渊源上与"传入"阶段吻合。从民族情感角度来说,现代护理教育伴随着鸦片战争而来,带有一定的文化侵略性,人民对这种形式的护理教育有一种自发的、本能的抗拒;但从学科发展角度来看,教会学校是杭州护理教育的先驱,是培养新型护理人才的摇篮,促进了护理教育在杭州地区的发展,而一部分知识分子在此过程中迅速成长,为进一步发展护理教育发挥了不可或缺的作用。

二、主题词:要素映射

1. 多样化办学

在教会学校开展护理教育 8 年后的 1925 年,浙江省立女子产科学校成立,招收助产专业学生,尽管当时还未开设护理专业,但是由于助产与护理的从属关系,因此仍把这所学校当作杭州地区"自办"护理教育的一个先河。

在这个历史阶段,杭州先后经历了北洋军阀、国民政府等不同政治统治阶段,自办护理教育在此期间如雨后春笋般产生,以省立高医和仁爱护校最为著名,他们的出现和发展意味着此时期护理教育特色化、多样化的办学。其中,省立高医是政府办学的代表,仁爱护校则是教会与私人合办的护士学校,虽然办学性质有所差异,但是"国人自治"的局面已经形成。

尤其是成立于 1947 年的仁爱护校,其在成立初期即对学制、修业年限、课程设置、教材、教辅、师资队伍的招聘和管理、实验标本、仪器设备等进行了统一的规划,以讲授为主要形式,教育学各要素逐渐清晰,虽然现存资料未显示当时护理教育的培养目标,但是有文献记载的教育学要素可间接反映出此阶段的培养目标,如对宗教思想的要求已经下降等。另外,实验实训模拟教学的出现也体现了此时期护理教育符合当时国际上的生物—医学模式,从简单的带教、模仿向着自我研究、探索的阶段发展。因此,"自办"阶段已进入到要素映射的培养目标时期。

2. 统一化护理教育

在"以苏为师"的教育改革中,院校合并、全国统一的护理专业教学计划让学校从学制、课程设置、教师管理等各方面学习苏联提高教学质量,建设教师队伍。从当时的时代背景来看,护理教育模式走向统一化、单一化是适合新中国成立初期我国的卫生状况的,教育学各要素的清晰也保证了各地护理院校实施统一的教学计划的一致性。然而,这种统一化的护理教育也阻滞了前一阶段多样化、地区特色化的护理教育的发展,将护理教育长期定义在中专层面也影响了学科的发展。

虽然,"以苏为师"阶段亦沿袭了"自办"阶段中缺失明显的培养目标的这个特征,但教育学要素已较为清晰,可以映射出当时仍处于隐形状态的培养目标。

三、主题词:显性

1.培养目标总体的显态化

在"以苏为师"阶段后,国人开始了"模式移植"外的"探索",但由于对国际社会政治局面、护理教育形式的不当把握,护理教育发展进入了一个以生产劳动代替专业教育的过程,直至"文革"期间护理教育的直接"停滞"。

虽然"探索"及"停滞"阶段都有明确提出护理教育的培养目标,然而对培养目标的定位明显是一种政治需要多过学科发展需要的结果,在1956—1976的20年间,培养目标的政治性影响了护理教育的质量,过多的生产劳动、超出负荷的招生规模、过低的入学标准使护士的专业性大大降低,这足以反映培养目标的制订与国家政策、外部环境之间的关系对学科发展的重要性,凸显了本研究理论基础——教育学原理的知识精髓。

2.与教育学要素对应的培养目标的显态化

随着改革开放的到来,政府加速了对外交流的步伐,一些新的护理教育思想、理念再次来到杭州。1982年,美国西东大学玛丽·安妮·纳尔逊和约瑟芬·爱欧莉欧两位护理教授来到杭州护校讲学,从学科的独立性、课程设置、教学方法和专业思想等方面谈及了中美护理教育的差异。以"1986年教改""NER计划""UNDP项目"等一系列护理教育改革为依托,杭州护校开展了中等护理教育与国际接轨的探索。改革初期先是明确了当前护理教育的人才培养定位("实用型"中等护理专业人才)、人才培养质量要求(与国际医学模式接轨开展整体护理等),然后通过深化教改(不断修改中等护理教育的培养目标,再以布卢姆的教育目标分类理论目标教学体系为依托,明确、细化各个教学环节的逐级目标),保证培养目标的可测量和可实施。

在培养目标、教学计划制订后,通过教学试点的方式从课程设置、教学设备、教学方法等一系列教育学要素推动试点班教学,最后通过各项理论考试和实践考核验证了教改的有效性,至此,培养目标与相关教育学要素的有机对应验证了培养目标制订过程的合理性。

因此,在改革开放后的"高潮"阶段,杭州护理教育先是对护理专业人才进行了定位,而后制订了与学科发展相符的培养目标,依据布卢姆的教育分类理论将培养目标分解细化到相关教育学要素当中,保证了两者的匹配,促进了人的发展和社会的发展,符合人的全面发展学说的要求。

四、主题词:再定位

21世纪以来,高等教育进入大众化发展阶段,本研究个案在一系列的院校合并后进入到高等教育阶段,先后招收了包括大专、本科乃至硕士研究生在内的多层次护理人才,鉴于教育目标分类理论和目标教学体系在护理教育领域中的广泛运用,培养目标与教育学要素的互相满足与对应已有显著成效,如开展的师资队伍建设,扩大学院硕博士教师比例,以及高仿真、信息化实验中心的成立都贴合了本研究个案高等护理教育中"高素质护理实践人才"这样的培养目标。

然而,随着护理教育层次的不断提升,杭州护理教育已进入到一个多层次教育并驾齐驱的状态中,教育学要素与培养目标的对应和匹配只是其一,其二是一个护理教育培养目标再定位的问题。由于杭州高等护理教育起步较晚、人才后续培养机制相对其他学科不完善、各层次人才的培养体系区分度不高,使得各层次护理人才在就业过程中出现矛盾心理,高层次护理人才因后续培养动力不足而困惑,低层次护理人才进步动力缺失,各层次护理人才存在流失,这不利于医疗机构多层次护理人才队伍的建立,也将影响人们日益增长的卫生服务需要的满足,而这些现象都有一个共同的特征——护理人才的定位困惑。从护理教育的角度来看,这期间的护理教育进入到了多层次护理教育培养目标的再定位阶段。

五、小结

1917—2012年的杭州护理教育发展史是一个护理教育传入、自办、探索、停滞、复苏与高潮及多层次起步的过程。同时,也是护理教育培养目标从潜隐状态,到教育学要素映射、培养目标显性化和新时代背景下多层次护理教育再定位的过程。如前文所述,教育发展的健康稳定基于两点:一是教育保证人才质量规格的问题,即培养目标的细化和执行过程;二是明确社会和人的需要,即人才定位的问题。各层次护理教育人才培养的再定位成为当下保障各级护理队伍稳定的关键,这也引发了关于护士人才培养机制的建立、护理政策的制定、护士功能的发挥等诸多亟待共同解决的问题。同时,需要强调的是,尽管本研究是以杭州护校为微观史研究的个案研究,但所反映的问题并非是某一地区某一个案特有的,而是当前护理教育领域普遍存在的,因此本微观史(个案)研究的结果可在其他地区个案研究验证后进行推广。

第二节 本研究的不足

笔者对杭州护理教育发展史进行了质性研究,回答了研究开头提出的三个问题:杭州护理教育经历了哪几个阶段;各阶段的培养目标及为实现培养目标所相关的教育学要素如何;在当前时代背景下,多层次护理教育的培养目标应该如何合理定位与发展。然而这是笔者对质性研究以及历史研究的初次尝试,理论研究水平、时间、精力的有限导致了本研究存在一些不足,具体如下:

1.研究对象

本研究选择杭州师范大学护理学院为研究个案,以其护理教育的变迁为轨迹,前可追溯到1917年成立的广济护校,后至2012年的杭州师范大学护理学院。以年代为线索,以培养目标为切入点,使得本研究具有一定的整体性,相关结论具有一定的说服力,但由于本研究是基于杭州一所护理院校的个案研究,不可避免地导致本研究结果的局限性和个案特征。

2.研究内容

本研究是一段长达近百年的历史研究,由于历史资料的有限性和不可穷尽性,研究者只能基于可搜集到的历史文献资料进行深入探索,并且结合访谈法与有限的历史文献资料进行相互验证,研究结果亦不能完全呈现杭州地区护理教育的变革发展,只能以培养目标作为研究视角探讨其发展规律,因此,在研究历史、分析历史并解释历史的过程中还需要进一步摸索。

3.研究设计

本研究是基于个案的历史研究,属于质性研究的范畴,研究者只能通过现存历史文献、书籍等记录性资料和对当时人关于当时事的访谈来了解历史真相,而不能直接接触历史事件;在分析和解释资料的过程中,本书两名作者虽然始终保持同时进行,并注意自身作为研究者与资料之间的关系,以避免主观性影响研究结果,但对资料的分析和解释还是会在一定程度上反映研究者的兴趣。

第三节 对进一步研究的启发

到目前为止,中国专门研究护理教育发展史的文献较少,本书以培养目标为切入点,回顾和分析杭州护理教育发展历史,以杭州护校为研究个案展开,试图勾勒并解释杭州护理教育培养目标的演变过程,研究历史的同时探索护理教育下一步发展的方向,因此,本研究展现了一个地方性护理教育院校的实例,在关注个案教育培养目标发展的同时,可在一定程度上反映当地的护理教育发展状况和护理教育发展方向。笔者认为,在总结了本书的研究结果后可以从以下几方面入手进行下一步的研究。

(1)以教育改革为契机将本研究继续深化,在本研究个案制订明确的高等护理教育下一阶段培养方案后,试点研究验证方案的有效性。如,为满足"创新型人才"的要求,是否可借鉴其他成功案例,通过校企合作,以"产学研"结合、"订单式"培养等途径来开展教学?

(2)本研究从历史的层面探索了高等护理教育起步阶段的问题,为下一步高等护理教育发展提出了思路。比如,人才定位中"专科化"还是"通科化"? 两者的区别和适用范围也值得进一步展开研究。

(3)目前,国内对护理教育中人才培养的分级、定位研究较少,不利于护理学科的健康有序发展。因此,下一步可以在本研究基础上,结合本地区的历史发展、护理教育的培养目标、地区特色、经济发展等要素,制订规模比例合理、各层次衔接良好的护理人才培养模式。

参考文献

Bitler M，Domina T，Penner E，et al，2015. Distributional analysis in educational evaluation：a case study from the New York city voucher program[J]. J Res Educ Eff，8(3)：419-450.

Cynthia G M，2011. Using The essentials of baccalaureate education for professional nursing practice as a framework for curriculum revision [J]. J Prof Nurs，27(6)：385-389.

Egenes K J，Burgess W K，Birnbach，et al，2004. Faithfully yours：a history of nursing in Illinois[J]. Nurs His Rev，12(1)：248-249.

Ragin C C，1989. The comparative method：moving beyond qualitative and quantitative strategies[M]. Oakland：University of California Press.

Stevens G B，Markwick W F，1896. The life，letters，and journals of the Rev. and Hon. Peter Parker，M. D.，missionary，physician，and diplomatist [M]. Boston：Congregational Sunday-schllo and Publishing Society.

The Quality Assurance Angency (QAA)，2013. Benchmarking Academic Standards[EB/OL]. (2013-5-17)[2014-10-5]. http：//www. qaa. ac. uk/.

Tiina N，胡祥芹，2012. 芬兰护理教育的发展史和护理现状[J]. 天津护理 (4)：255-256.

北京市卫生局医教处，2000. 北京地区护理教育的回顾与展望[J]. 中等医学教育(6)：3-6.

曹梅娟，2009. 审视高等护理教育的质量与标准[M]. 杭州：浙江大学出版社.

陈冬生，2001. "大跃进"运动与中苏关系[J]. 信阳师范学院学报(哲学社会科学版)(4)：107-109，113.

陈洪玲，2011. 高校扩招后人才培养模式的理论与实践[M]. 北京：北京师范大学出版社.

陈晶，2007. 中国近代大学人才培养目标的演进(1860 年—1930 年)[D]. 武汉：华中科技大学.

陈明,杨靖,杨金花,等,2011.我国高等护理教育发展背景与现状分析及启示[J].护理学报(9):33-36.

邓小平,1994.邓小平文选:第二卷[M].北京:人民出版社.

杜燕萍,霍杰,1997.一份珍贵的护理学文献:秋瑾著《〈看护学教程〉序言》[J].当代护士(2):26-27.

冯金娥,杨丽黎,叶志弘,等,2007.美国护理专业化发展回顾及对我国护理发展的启示[J].中华护理杂志(6):502-504.

傅梅生,耶雅亿,2012.与少将军官一起走过的日子:百岁老人傅梅生的爱情故事[J].家庭医药(8):56-58.

高晞,1996.传教和行医:不同道不相为谋[J].自然辩证法通讯(4):39-46,80.

郭常安,1991.护理教育改革试点课题研究[J].中国卫生政策,5:31.

郭常安,1994a.杭州护校教改计划的科学内涵[J].中等医学教育(1):25-28.

郭常安,1994b.杭护"NER"教改的模式分析与研究[J].护理教改实践与研究,1(1):13-14.

郭洪花,付伟,2009.1949—2008年中国助产政策演变过程及其影响因素分析[J].健康研究(4):298-302.

杭州师范大学,2009.护理学专业本科培养方案(2009年版)[A].杭州师范大学档案馆.

杭州师范大学研究生处,2007.杭州师范大学硕士学位点简介(2007年版)[A].杭州师范大学档案馆.

杭州师范学院,2002.2002年招生简章(护理学专科)[A].杭州师范大学档案馆.

杭州市护理教育研究所,1994.杭护"NER"教改试点班毕业生知识抽考的对照分析[J].护理教改实践与研究,1(1):20-21.

杭州市中医药协会,2009.历代中医名家[EB/OL].(2009-12-28)[2013-10-18].http://www.zghzzyy.com/Readnews.asp? NewsID=586.

杭州卫生学校,1971.浙江省杭州卫生学校二年制卫生人员培训教学计划[A].杭州师范大学档案馆.

杭州卫生学校,1973.浙江省中等医药卫生学校护士专业二年制教学计划[A].杭州师范大学档案馆.

杭州医学高等专科学校,2001.杭州医学高等专科学校护理专业教学改革试点方案[A].杭州师范大学档案馆.

何小莲,2006.西医东渐与文化调适[M].上海:上海古籍出版社.

洪昌文,1982.晚清杭州近代教育的兴起[J].杭州师范学院学报(社会科学版)(2):85-89.

胡建华,2002.关于大学"模式移植"的若干思考[J].现代大学教育(2):11-14.

胡燕,2010.从《〈看护学教程〉序言》看秋瑾的教育思想[J].职业教育研究(S1):198-199.

黄人健,2004.教育之业百年之计[J].中华护理教育(1):9.

黄永秋,李剑,2007.新中国成立初期苏联对我国高等医学教育的影响[J].中国高等医学教育(9):26-28.

姜安丽,2002.高级护理实践和高级实践护士的现状及展望[J].解放军护理杂志(4):1-3.

姜安丽,段志光,2017.护理教育学[M].北京:人民卫生出版社.

蓝勇,1997.新时期运用自然科学研究方法研究中国历史的思考与展望[J].西南师范大学学报(哲学社会科学版)(4):110-115.

李传斌,2005.近代来华新教医学传教士的西医译著[J].中华文化论坛(1):117-121.

李春兰,2007.中国近现代数学教育研究史之研究[D].呼和浩特:内蒙古师范大学.

李剑,2013.微观史学理论及其对体育史研究的启示[J].兰州教育学院学报(9):89-90,118.

李树华,1995.秋瑾与我国最早的护理学教科书[J].当代护士(3):17.

李秀华,郭燕红,2009.中华护理学会百年史话(1909—2009)[M].北京:人民卫生出版社.

李峥,刘宇,2012.护理学研究方法[M].北京:人民卫生出版社.

李峥,刘宇,2018.护理学研究方法[M].北京:人民卫生出版社.

梁冠冕,缪群芳,2012.大一护生专业转换意愿调查及原因分析[J].齐齐哈尔医学院学报(1):124-126.

梁立,1998.以四年制中等护理教育理念为指导 进一步深化课程结构改革[M].长沙:湖南科学技术出版社.

林菊英,2001.我国护理学科在医疗卫生事业中的地位与作用[J].护理管理杂志(1):5-8.

林正范,丁东澜,吴跃文,2008.杭州师范大学百年史稿[M].杭州:浙江教育出版社.

凌梅先,周碧华,鲍仪贞,等,2010.我们的护校生活.杭州:杭州晓钟文化策划有限公司[EB/OL].(2010-3-17)[2013-11-3].http://www.xzch.net/productshow.php? id=1070613.

刘义兰,王桂兰,赵光红,2002.现代护理教育[M].北京:中国协和医科大学出版社.

龙健,2004.高等教育大众化进程中人才培养模式与质量观的研究[D].长沙:中南大学.

卢文越,佟迎宾,任钛石,2010.从社会学角度看改革开放[J].改革与开放(18):88-89.

罗德里克·麦史法夸尔,1992.剑桥中华人民共和国史:1966—1982[M].海口:海南人民出版社.

马征,2011.文学史重构与外国文学个案研究:以汉语和英语学界的纪伯伦研究为例[J].汉语言文学研究(2):75-81.

毛泽东,1977.毛泽东选集:第五卷[M].北京:人民出版社.

毛泽东,邓小平,江泽民,等,2002.毛泽东 邓小平 江泽民论教育[M].北京:中央文献出版社.

梅人朗,1998.1960年代前加拿大护理教育的发展[J].国外医学(医学教育分册)(2):1-5,16.

梅人朗,2000.国外护理教育的发展趋势和启示[J].国外医学(医学教育分册)(3):17-19.

彭连生,2012.烽火岁月 辗转办医[EB/OL].(2012-7-20)[2013-10-28].http://lhnews.zjol.com.cn/lhnews/system/2012/07/19/015231882.shtml.

秦永杰,2007.中国高等西医学教育的发轫(1840—1919)[D].重庆:第三军医大学.

仁爱护校,1947.杭州私立仁爱高级护士职业学校成立细则[A].杭州师范大学档案馆.

沈宁,2006.落实科学发展观 促进护理教育健康发展[J].中国护理管理(2):7-9.

谭静,2011.护理硕士专业学位研究生核心能力与课程设置的研究[D].重庆:第三军医大学.

涂明华,2012.九江学院护理教育史写作体会[J].中华护理教育(10):481.

涂明华,欧阳蔚,汪娩南,等,2012.九江学院护理教育史(二)[J].中华护理教育(11):526-528.

涂明华,欧阳蔚,汪娩南,等,2012.九江学院护理教育史(一)[J].中华护理教育(10):479-481.

王斌全,黄桦,2007.护理教育史[J].护理研究(11):1033.

王珂,2014.民国时期教会大学职业教育研究(1912—1949)[D].保定:河北大学.

王为东,2008.我国职业培训立法的历史考量[J].教育与职业(24):5-8.

卫生部,1954.护理学专业教学计划、大纲[A].杭州师范大学档案馆.

徐燕,周兰姝,陈荣凤,等,2004.英国高等护理教育概况[J].解放军护理杂志(3):98-99.

叶志弘,骆宏,姜安丽,2008.杭州地区护士群体职业倦怠常模与诊断标准的研究[J].中华护理杂志(3):207-209.

尹自芳,姜安丽,2005.中美护理本科教育专业培养目标比较[J].护理管理杂志(12):21-22,24.

禹思宏,2012.西风东渐下的医学教育发展:论近代教会医院及医学校对我国医学教育事业的影响[J].学理论(14):195-196.

詹星,2007.地方本科院校培养目标与课程体系研究[D].南昌:江西师范大学.

张海荣,2013.中共党史学个案研究的若干思考[J].中共党史研究(5):29-34.

张立颖,2001.高级执业护士的诞生与发展[J].国外医学(护理学分册)(12):545-547.

张文康,1994.在全国中等卫生学校教学计划及教学大纲审定会议上的讲话[J].中等医学教育(1):1-5,56.

章冬瑛,1999.编制实施中等护理专业新教学计划和大纲的研究[J].护理教改实践与研究,2(11):6.

赵红姬,2005.我国高等护理教育的研究回顾及展望[D].延吉:延边大学.

赵莹莹,2013."三位一体"与"非三位一体"学生非智力因素的比较性研究[D].杭州:杭州师范大学.

浙江省杭州护士学校,1949.浙江省杭州护士(卫生)学校历届毕业生人数统计表(一)[A].杭州师范大学档案馆.

浙江省杭州护士学校,1952.杭州护士学校沿革史[A].杭州师范大学档案馆.

浙江省杭州护士学校,1959.杭州护士学校成立记事[A].杭州师范大学档案馆.

浙江省杭州护士学校,1977.每年新生数、毕业生数及累计数(1952年本校建校起)[A].杭州师范大学档案馆.

浙江省杭州护士学校,1986.浙江省杭州护士学校关于教工进修学习的暂行规定[A].杭州师范大学档案馆.

浙江省杭州护士学校,1987.中等护士专业教学计划的改革(修订稿)[A].杭州师范大学档案馆.

浙江省杭州护士学校,1992.浙江省杭州护士学校四十年志(1952—1992)[Z].杭州:浙江省杭州护士学校.

浙江省卫生厅,1990.浙江省卫生厅护士专业教学计划[A].杭州师范大学档案馆.

浙江医学高等专科学校,2017.浙江医学高等专科学校大事记[EB/OL].(2017-3-19)[2017-10-18].http://ishare.iask.sina.com.cn/fliZwlRLC4Px.html.

甄橙,2008.医学与护理学发展史[M].北京:北京大学医学出版社.

钟建群,2005.信息技术在护理教学应用中的利与弊[J].护理研究(11):1022-1023.

周东华,2014.去医院就洋医:清末杭州广济医院的女患者及其医疗场景[J].世界宗教研究(4):128-139.

朱潮,张慰丰,1990.新中国医学教育史[M].北京:北京医科大学、中国协和医科大学联合出版社.

朱德明,1995.浙江广济医院与省立医药专科学校史略[J].中华医史杂志(1):25-29.

朱德明,2009.民国时期浙江医药史[M].北京:中国社会科学出版社.

朱德明,2012.浙江医药文物及遗址图谱[M].杭州:浙江古籍出版社.

朱健华,1992.中华人民共和国大事纪事本末[M].长春:吉林教育出版社.

朱卫民,刘媛航,曾志励,等,2007.智能仿真模拟人在护理教育中的运用[J].中国医院(7):78-79.

庄寿强,戎志毅,1997.普通创造学[M].徐州:中国矿业大学出版社.

附　　录

附录一　杭州地区护理教育发展大事记

所属阶段	年份	事件名称	相关人物（单位）	备注	资料出处
护理教育的传入（1917—1949年）	1917	广济医院高级职业护士学校创建	广济护校		浙江省杭州护士学校.浙江省杭州护士学校沿革史[A].杭州师范大学档案馆,1952.
自办护理教育的开始（1925—1949年）	1925	浙江省立女子产科学校成立	省教育厅	浙江省第一所公立助产学校,1943年改名为省立高医	邵祖德.浙江教育简志[M].杭州:浙江人民出版社,1988.
	1927	祥林医院中医伤科护士班创建	虞翔麟	杭州皮市巷附近	杭州市中医药协会.历代中医名家[EB/OL].(2009-12-28)[2012-12-12].http://www.zghzzyy.com/read.news.asp? newsid=586.
	1928	杭州仁爱医院创建	孙儒理	法籍天主教修女 Sr.Haccard 在杭州刀茅巷222号创办,孙儒理任院长	朱德明.浙江医药文物及遗址图谱[M].杭州:浙江古籍出版社,2012:104-105.

续表

所属阶段	年份	事件名称	相关人物（单位）	备注	资料出处
自办护理教育的开始（1925—1949年）	1937	临时护士讲习所成立	省民政厅		浙江省民政厅护士讲习所［A］.浙江省档案馆,1937.
	1937—1938	省立高医分别迁往永嘉、临海		1946年迁回杭州	彭连生.烽火岁月　辗转办医［EB/OL］.［2013-10-28］. http://lhnews.zjol.com. cn/lhnews/system/2012 /07/ 19/015231882.shtml.
	1947	杭州市私立仁爱高级护士职业学校成立	省教育厅	成立资金主要来源于仁爱医院和基金会的双重支持,学校选址在杭州市刀茅巷177号	杭州市私立仁爱高级护士职业学校.杭州市私立仁爱高级护士职业学校成立细则［A］.杭州师范大学档案馆,1947.
"以苏为师"的护理教育（1949—1956年）	1950	护理教育被列为中等专业教育之一		在第一届全国卫生工作会议上提出:医学教育实行高、中、初三等级标准,以中等医学教育为主	朱潮,张慰丰.新中国医学教育史［M］.北京:北京医科大学、中国协和医科大学联合出版社,1990:27-28.
	1952	浙江省杭州护士学校成立		浙江省立高医、广济护校、仁爱护校、浙江省立杭州医院卫生学校护士科、杭州市民医院助理护士训练班等5个单位合并成浙江省杭州护士学校,这是新中国建立以后浙江省第一所独立的、开展正规护理教育的中等专业学校	浙江省杭州护士学校.浙江省杭州护士学校四十年志（1952—1992）［Z］.杭州:浙江省杭州护士学校,1992:1-5.
	1954	浙江省杭州护士学校教学制度的改革	省卫生厅	学习苏联,建立健全教学制度,完善和提高护理教育专业教师的知识能力,包括"学期授课计划""课时授课计划""备课笔记"的撰写	浙江省杭州护士学校.浙江省杭州护士学校四十年志（1952—1992）［Z］.杭州:浙江省杭州护士学校,1992:1-5.

续表

所属阶段	年份	事件名称	相关人物（单位）	备注	资料出处
护理教育的探索（1957—1966年）	1957	新教育方针的提出	毛泽东	对"以苏为师"的反思,最高国务会议第十一次(扩大)会议上提出:"我们的教育方针,应该使受教育者在德育、智育、体育几方面都得到发展,成为有社会主义觉悟的有文化的劳动者"	林正范.杭州师范大学百年史稿[M].杭州:浙江教育出版社,2008:137.
	1958	爱国卫生血防运动	护校师生	在各级党委组织的血防运动开展之际,浙江省杭州护士学校派出26名师生参与到血防工作中	黄达.海盐县消灭血吸虫病史略[EB/OL].[2012-12-21].http://szw.haiyan.gov.cn/art/2010/12/6/art_659_8803.html/.
	1959	浙江省杭州护士学校扩大招生至360名		受全国"高指标"的要求,招生专业除普通护士,新增保育护士、营养护士专业	浙江省杭州护士学校.浙江省杭州护士学校四十年志（1952—1992）[Z].杭州:浙江省杭州护士学校,1992:4-5.
	1960	开设了四年制的"小护班"		1961年贯彻"调整、巩固、充实、提高"的八字方针,将"小护班"学生全部转入普通中学初中部就读	浙江省杭州护士学校.每年新生数、毕业生数及累计数（1952年本校建校起）[A].杭州师范大学档案馆,1977.
护理教育的停滞（1966—1976年）	1966—1970	护校停止招生五年	浙江省杭州护士学校		浙江省杭州护士学校.浙江省杭州护士学校四十年志（1952—1992）[Z].杭州:浙江省杭州护士学校,1992:4-5.
	1970	护校改名为杭州卫生学校,恢复招生	杭州卫生学校	1970年,招收赤脚医生普通班(学制一年)和进修班(学制10个月)	浙江省杭州护士学校.浙江省杭州护士学校四十年志（1952—1992）[Z].杭州:浙江省杭州护士学校,1992:4-5.

所属阶段	年份	事件名称	相关人物（单位）	备注	资料出处
护理教育的停滞（1966—1976年）	1972	护理教育正式恢复	杭州卫生学校	同年招收护士、医士、卫生医士、中医士、药剂士等专业的学生	浙江省杭州护士学校.浙江省杭州护士学校四十年志（1952—1992）[Z].杭州：浙江省杭州护士学校,1992:4-5.
	1973	《省中等医药卫生学校护士专业二年制教学计划》颁布	杭州卫生学校		浙江省中等医药卫生学校.浙江省中等医药卫生学校护士专业二年制教学计划[A].杭州师范大学档案馆,1973.
中等护理教育的复苏与高潮（1977—1999年）	1978	杭州卫生学校又恢复原名浙江省杭州护士学校	浙江省杭州护士学校	不再设立革命委员会	浙江省中等医药卫生学校.浙江省中等医药卫生学校护士专业二年制教学计划[A].杭州师范大学档案馆,1973.
	1979	《关于恢复卫生技工学校和招收护理员的报告》颁布	市卫生局	以招工考试为筛选形式，半工半读两年，结业时通过考试方能予以发放结业证书并分配至医院病房担任病人的生活护理员	杭州市卫生局.关于恢复卫生技工学校和招收护理员的报告[A].杭州师范大学档案馆,1979.
	1982	《护士专业教学计划》颁布	卫生部	三年制护士专业，要求以初中毕业为起点，不同于护理员，可在各级医疗机构中独立从事护理专业工作	浙江省杭州护士学校.护士专业教学计划[A].杭州师范大学档案馆,1982.
	1982	美国新泽西州西东大学护理学院教授来校讲学	浙江省杭州护士学校	玛丽·安妮·纳尔逊和约瑟芬·爱欧莉欧两位护理教授作短期讲学，主题为内外科护理和妇婴护理，同时谈及了中美护理教育的差异	浙江省杭州护士学校.内外科护理、妇婴护理讲习班总结[A].杭州师范大学档案馆,1982.

续表

所属阶段	年份	事件名称	相关人物（单位）	备注	资料出处
中等护理教育的复苏与高潮（1977—1999年）	1986	《关于教工进修学习的暂定规定》颁布	浙江省杭州护士学校	采取了"派出去"和"请进来"两种方法优化师资队伍	浙江省杭州护士学校.浙江省杭州护士学校关于教工进修学习的暂行规定[A].杭州师范大学档案馆,1986.
	1986	1986年护理教改	省卫生厅、浙江省杭州护士学校	各科教学大纲和教材的协作性组织编写,浙江省杭州护士学校作为省卫生厅的教改试点单位,意欲使护理教育的发展能够适应现代医学模式转变的需要,制订了护理专业的教学计划。1987年经我国护理教育改革研讨会确认,同年经浙江省杭州护士学校作为试点单位试行后,1990年提交到我国中等护理教学改革研讨会研究并修订产生1990年版的《护理专业教学计划》	浙江省卫生厅.浙江省卫生厅护士专业教学计划[A].杭州师范大学档案馆,1990.
	1987	浙江省校际教研大组大组长会议	省卫生厅、浙江省杭州护士学校	按照1986年教改后在杭州护士学校试用的新版教学计划要求,组织并落实了各门课程大纲与教材的编写任务。作为教改的试点单位,浙江省杭州护士学校的老师主编教改系列丛书3本	浙江省杭州护士学校.对护士专业教育改革的几点认识[A].杭州师范大学档案馆,1987.

续表

所属阶段	年份	事件名称	相关人物（单位）	备注	资料出处
中等护理教育的复苏与高潮（1977—1999 年）	1990	NER 计划	浙江省杭州护士学校、卫生部教育司、WHO 西太区办事处	该教改计划是在 WHO 顾问、美籍专家玛丽·亚历山大博士的指导下草拟的，主要内容是学习和借鉴国外的护理教育模式，结合我国国情建立有中国特色、符合实际、便于操作执行又符合我国卫生事业发展中"2000 年人人享有卫生保健"政策的中等护理教育模式	郭常安.护理教育改革试点课题研究[J].中国卫生政策,1991,5:31.郭常安.杭州护校教改计划的科学内涵[J].中等医学教育,1994,12(1):25-28.郭常安.杭护"NER"教改的模式分析与研究[J].护理教改实践与研究,1994,1(1):13-14.杭州市护理教育研究所.杭护"NER"教改试点班毕业生知识抽考的对照分析[J].护理教改实践与研究,1994,1(1):17.
	1995	UNDP 护理发展项目	浙江省杭州护士学校、卫生部、WHO	杭州护校成为该项目的"护理师资培训中心"（另一个培训中心是四川乐山卫校）	林正范,丁东澜,吴跃文.杭州师范大学百年史稿[M].杭州:浙江教育出版社,2008:48-439.
	1995—1998	护理教育专家来杭护校办班讲学	浙江省杭州护士学校、WHO	WHO 派护理教育专家（如美国乔治梅森大学袁剑云博士等人）来杭护办班讲课，组织全国各中等卫校骨干教师来校培训	林正范,丁东澜,吴跃文.杭州师范大学百年史稿[M].杭州:浙江教育出版社,2008:48-439.
多层次护理教育的起步（1999—2012 年）	1999	浙江省杭州护士学校并入杭州医学高等专科学校	杭医高专	大专层次的护理教育	林正范,丁东澜,吴跃文.杭州师范大学百年史稿[M].杭州:浙江教育出版社,2008:426.
	2001	杭医高专并入杭州师范学院	杭州师范学院	2003 年，开始招收本科层次的护理专业学生,同年招收学生 60 名,学制四年,毕业后授予理学学士学位	林正范,丁东澜,吴跃文.杭州师范大学百年史稿[M].杭州:浙江教育出版社,2008:456.杭州师范大学.护理学专业四年制教学计划[A].杭州师范大学,2003.

续表

所属阶段	年份	事件名称	相关人物（单位）	备注	资料出处
多层次护理教育的起步（1999—2012年）	2002	师资建设计划	杭州师范学院	对护理学科中的中青年骨干教师进行了一系列计划——培养学科带头人，实施高级访问学者计划、硕博士工程、出国进修工程等，并通过高层次人才的引进和名誉教授、客座教授、双聘教授的引进进行"引才"和"引智"两步走	林正范,丁东澜,吴跃文.杭州师范大学百年史稿[M].杭州:浙江教育出版社,2008:284-288.
	2004	成立杭州师范学院护理学院	杭州师范学院		林正范,丁东澜,吴跃文.杭州师范大学百年史稿[M].杭州:浙江教育出版社,2008:456.
	2005	杭州师范学院护理学院获得硕士学位授予权	杭州师范学院		杭州师范大学护理学院[EB/OL].（2007-09-08）[2012-12-21]. http://hlxy.hznu.edu.cn/showart.asp?art_id=78.
	2007	改名为杭州师范大学,招收护理专业硕士研究生	杭州师范大学	作为学术型研究生的硕士点,该硕士点开设护理教育、社区护理、护理心理三个研究方向,后又增加临床护理研究方向	林正范,丁东澜,吴跃文.杭州师范大学百年史稿[M].杭州:浙江教育出版社,2008:456.杭州师范大学研究生处.杭州师范大学硕士学位点简介(2007年版)[A].杭州师范大学档案馆,2007.
	2009	护理学专业成为杭州市特色专业	杭州师范大学		杭州师范大学质量科.杭州师范大学专业建设成果一览表[EB/OL].（2009-12-18）[2012-12-21]. http://jwc.hznu.edu.cn/notice.aspx?id=1710.

所属阶段	年份	事件名称	相关人物（单位）	备注	资料出处
多层次护理教育的起步（1999—2012年）	2010	浙江省教育厅批准了护理学省级实验教学示范中心建设项目	杭州师范大学	包括高仿真、信息化实验教学模式等	浙教办高教〔2010〕183号文件
	2010—2012	师生对外交流	杭州师范大学	护理学院先后与英国爱丁堡大学、美国波伊西州立大学签订交流学习项目合作协议，派出师生赴英美等国交流学习	杭州师范大学护理学院国际交流［EB/OL］.（2009-12-08）［2012-12-21］. http://hlxy. hznu. edu. cn/jlhz. asp？cat _ id ＝112.

附录二 访谈知情介绍书

尊敬的＿＿＿＿＿＿：

您好!

我是杭州师范大学医学院护理专业的研究生,为了研究杭州地区护理教育发展史,我们希望从您这里了解到您在杭州地区西医护理教育过程中的所见、所闻、所感。访谈时间大约需1个小时。访谈过程中,若您同意,我们将采用录音方式记录访谈内容,反之我们将用现场笔录的形式记录。您提供给我们的信息都将被匿名保护,并且仅用于本研究中。如果您感兴趣,访谈记录、笔记、研究报告等都将在下一步反馈给您,并且也希望得到您的意见与建议。

本研究严格遵循自愿原则。加入本课题后,您可以根据自己的意愿退出本研究或结束访谈。如果您有其他疑问,欢迎联系我们。联系人:姓名,xxx;电话,xxx;QQ,xxx。如果您有其他疑问,也可以拨打本课题指导者的电话:姓名,xxx;电话,xxx。

再次感谢您对本次研究的支持和帮助,衷心祝愿您身体健康、阖家幸福!

本课题指导者:＿＿＿＿＿＿＿

访谈者:＿＿＿＿＿＿＿＿

＿＿＿＿＿年＿＿月＿＿日

附录三　访谈知情同意书

　　我了解到你们正在进行的是关于杭州地区护理教育发展史的研究,本研究以历史上各阶段的护理教育培养目标为研究视角,总结杭州地区历史上护理教育发展中的经验和问题,以探索护理教育的发展方向。

　　如果在这期间,需要用到我收藏的＿＿＿＿＿＿＿副本及提供的有关护理教育历史发展信息,我同意该研究的作者使用它们,特此证明。

被访谈者姓名:＿＿＿＿＿＿＿

访谈者姓名:＿＿＿＿＿＿＿

＿＿＿＿年＿＿月＿＿日

附录四　访谈提纲

第一部分　护理教育专家

一、基本信息

1. 被访谈者姓名：
2. 参加工作年份：
3. （曾）工作单位、工作岗位及职务：
4. 主持（参与）的重大护理事件：

二、护理教育情况

5. 您参加工作的这些年护理教育的培养目标是什么样的？其间有没有发生大的变化？

6. 您工作时护理教育的课程设置（开设课程、开设形式）是怎样的？学生分班是什么样的情况？

7. 那时候入学的标准是什么？学生都来自哪里？

8. 对任课教师有无要求？若有，要求是什么？

9. 那时候实验教学情况（实验仪器设备、实验课组织形式）如何？学生的实习、见习等活动安排状况如何？

10. 如何去评价一个学生是否达到合格毕业生的要求？优秀毕业生是如何评定的？

11. 您工作的这些年有没有什么护理教育相关的大事，比如对外交流、社会服务等方面？

三、补充信息

12. 有关的文物（比如毕业证、老照片、报纸、论文、成绩单、课程表等）。

13. 您如何看待现在和过去的护理从业者？您认为二者之间的区别主要有哪些？

14. 请谈谈您对当前护理教育的意见或建议。

第二部分　护理管理者

一、基本信息

1. 被访谈者姓名：
2. 毕业院校、专业及年份：
3. （曾）工作单位、工作岗位及职务：
4. 获得护理相关的荣誉及主要事迹：

二、护理教育情况

5. 作为一名护理管理者，您认为什么样的护生（士）可以称得上优秀？什么样的称得上合格？
6. 您对学校护理教育有什么样的要求？
7. 您认为用人单位应该提供护理教育吗？为什么？如果需要提供，提供何种形式的呢？为什么？

三、提供信息

8. 有关的文物（比如毕业证、老照片、报纸、论文、荣誉证书等）。
9. 您如何看待现在和过去的护理从业者？您认为二者之间的区别主要在哪？
10. 您对当前护理教育有无意见或建议？

第三部分　临床护士/护生

一、基本信息

1. 被访谈者姓名、年龄、户籍所在地：
2. 毕业院校、专业及年份：
3. 工作单位、工作岗位及职务：

二、护理教育情况

4. 在您看来，护士应该做到哪些？为什么？
5. 您觉得成为一名优秀的护士，护理教育层面应该从哪几个方面来完成？以自己为例，您认为您所接受的护理教育，哪些方面做得好，哪些做得不好呢?

6.您选择护理专业的原因是什么? 如果可以再次选择,您仍然会选择护理专业吗? 为什么?

三、提供信息

7.有关的文物(比如毕业证、照片、报纸、论文、荣誉证书等)。

8.您如何看待现在的护理从业者?

9.您对当前护理教育有无意见或建议?

附录五　受访者基本信息

编码	来源	（原）工作职责	访谈形式与次数	备注
CXZ-01	本研究个案中专期	专职教师	个体深度访谈，1次	
YYJ-02	某军区医院	临床护理	个体深度访谈，1次	前国家领导人保健护士
WBQ-03	本研究个案中专期	护理教学管理	个体深度访谈，1次	
YJ-04	本研究个案中专期	护理教学管理	个体深度访谈，1次	
CLZ-05	本研究个案中专期	护理教学管理	个体深度访谈，1次	组织接待新泽西州护理教授讲学
XZJ-06	本研究个案中专期	护理教学管理	个体深度访谈，1次	
SMY-07	杭州市某三级医院	临床护理	个体深度访谈，1次	获"全国优秀共青团员"称号
ZDY-08	本研究个案中专期	护理教师	个体深度访谈，1次	参与"NER计划"
LXQ-09	杭州市某三甲医院	临床护理管理	个体深度访谈，1次	参与"NER计划"
GCA-10	本研究个案中专期	护理教学管理	个体深度访谈，2次	负责"NER计划"
FW-11	本研究个案高等教育期	护理教学管理	个体深度访谈，1次	
CMJ-12	本研究个案高等教育期	护理教学管理	个体深度访谈，1次	
HX-13	杭州市某三甲医院	临床护理	个体深度访谈，2次	赴美交流
YSS-14	本研究个案在读	在校护生	焦点团队访谈，1次	赴台交流
LZK-15	本研究个案在读	在校护生	焦点团队访谈，1次	
QXL-16	本研究个案在读	在校护生	焦点团队访谈，1次	
WR-17	浙江省某三甲医院	临床护理	焦点团队访谈，1次	
LY-18	浙江省某三甲医院	临床护理	焦点团队访谈，1次	
YCJ-19	本研究个案在读	在读硕士	个体深度访谈，1次	
ZJJ-20	外省某医学高等专科学校	毕业硕士	焦点团队访谈，1次	
SPZ-21	浙江省某三甲医院	临床护理管理	个体深度访谈，1次	

附录六 杭州护士学校每年新生数、毕业生数及累计数
(1952—1968 年)

新生数			毕业生数			说明
年份	人数	累计数	年份	人数	累计数	一、本校 1952 年建校,由原高医护士科、省立杭州医院卫校护士科、仁爱护校、广济护校合并。四校学生共 187 名转入本校,同年招收新生 200 名。
1952	200	200	1953	春季 78	第一届	
1953	100	300	1953	秋季 93	171	
1954	150	450	1954	春季 14	185	二、1956 年因二年制改为三年制故无毕业生。
1955	120	570	1954	秋季 192	377	三、1960 年新生情况:
1956	250	820	1955	102	479	①初中毕业一班 44 人。
1957	82	902	1957	147	626	②小护校(高小毕业,四年制)一班 52 名,贯彻调整、巩
1958	80	982	1958	120	746	固、充实、提高的方针,全部转入普通中学。
1959	230	1212	1959	215	961	③春季班一班 44 名,大多数整编退学。退学人数 38 名。
1960	140	1352	1960	94	1055	
1961	58	1410	1961	77	1132	自 1952 年 9 月建校起至 1968 年止总共接受新生数 1799 人;建校时接受四个学校的学生 187 人(不包括新生数);1961 接受杭州市八个医疗单位办校的学生经过整编为 39 人(不包括新生数)。实际学生数为:1799＋187＋39＝2025 人。除历年历届退学、转学等 180 人外,毕业生总数为:2025－180＝1845 人。
1962	86	1496	1962	208	1340	
1963	100	1596	1963	47	1387	
1964	103	1699	1964	79	1466	
1965	100	1799	1965	74	1540	
1966	0	1799	1966	102	1642	
1967	0	1799	1967	102	1744	
1968	0	1799	1968	101	1845	

附录七　杭州护士学校 1965—1966 学年授课时数分配表

一年级授课时数分配表　一九六五/六六学年　第一学期

课程	周总时数	9月5-11周次2	12-18周次3	19-25周次4	10月26-10月2周次5	3-9周次6	10-16周次7	17-23周次8	24-30周次9	11月31-11月6周次10	7-13周次11	14-20周次12	21-27周次13	28-12月4周次14	12月5-11周次15	12-18周次16	19-25周次17	26-1966.1.1周次18	1月2-8周次19	9-15	16-22	23-29
政治	34	2	2	2	2	2	2	2	2	2	2	2	2	2	2	2	2	2	2	寒假		
体育	34	2	2	2	2	2	2	2	2	2	2	2	2	2	2	2	2	2	2			
语文	72	4	4	4	4	4	4	4	4	4	4	4	4	4	4	4	4	4	8			
化学	90	4	4	6	6	6	6	6	6	8	6	6	6	6	8	6	6	6	6			
解剖生理	134	8	8	6	6	8	8	8	8	8	8	8	8	8	8	8	8	8	8	考试		
基础护理	34	2	2	2	2	2	2	2	2	2	2	4	4	4	4	4	2		2			
计	56	6	4	4	2	4	4	4	4	4	4	4	4	4	4	4	4	4				
主题讲座	6	2																				
合计	460 28	28	28	28	28	28	28	28	28	28	28	28	28	28	28	28	28	24 28	28			
劳动	51 3	3	3	3	3	3	3	3	3	3	3	3	3	3	3	3	3	3	3			

考试课程：化学　解剖生理

115

二 年 级 授 课 时 数 分 配 表

一九六五/六六学年·第一学期

课程＼星期日期	时数	9月5-11	12-18	19-25	26-10月2	10月3-9	10-16	17-23	24-30	31-11月6	11月7-13	14-20	21-27	28-12月4	12月5-11	12-18	19-25	26-1966 1月1	1月2-8	9-15	16-22	23-29
政治	26	2	2	2	2	2	2						2	2	2	2	2	2	2			
体育	24	2	2	2	2	2	2						2	2	2	2	2	2	2	考		寒
护理	50	8	8	8	8	8							4	6	6	6	6	6	6			
药理	79.8	6	6	6	6	6							6	4	4	4	4	4	4	试		
病理	58	6	6	6	6	6		护	理	实	习		4	4	4	4	4	4	4			
内科	50	4	4	4	2	4							4	6	6	6	6	6	6			
社会科	42	4	4	4	4	4							4	4	4	4	4	4	4			假
考查	20																					
合计	348	28	28	28	16	28							28	28	28	28	28	24	28			
劳动	34	3	3	3	3	3							3	3	3	3	3	3	3			

考试课程：药理 护理

三 年 级 授 课 课 时 数 分 配 表

一九六五/六六学年 第一学期

课程	总时数	1\n9月\n5—11	2\n12—18	3\n19—25	4\n26—10月2	5\n10月3—9	6\n10—16	7\n17—23	8\n24—30	9\n31—11月6	10\n7—13	11\n14—20	13—22\n11月21日—1966年1月29日
政治	20	2	2	2	2	2	2	2	2	2	2	2	毕业实习
体育	20	2	2	2	2	2	2	2	2	2	2	2	
内科	32						4	4	4	4	4		
外科	20	4	4	4								4	
妇产科	32	4	4	4	6	6	4	4	4	4	4		
儿科	40	4	4	4	4	2	4	6	6	6	4		
传染病	64	6	6	6	6	2	8	8	8	8	6	6	
耳鼻喉科	30	4	4	4	4	2	4	2	2	4	18	2	
合计	258	28	28	28	28	16	28	28	28	28	18		
日常劳动	30	3	3	3	3	3	3	3	3	3	3	3	

毕业实习：本市医院连续26周，暑医院8周，除暑又病4周，中途不放暑假，仅放春节假三天。

附录八　1956—1966年期间杭州护士学校部分学期教学安排表

教　学　进　程　表

一九六三／六四学年　第二学期

班级	教学安排
一年级	
二年级	
三年级	
护士长进修班	报到编组

图例：

- ☐ 理论学习
- ◯ 教学实习
- ⋮ 考试
- 三 假期
- 卄 下乡劳动
- ☆ 总结、复皮
- ⊕ 农村医疗机构实习
- 结束

三　主要课课时数分配表

一九六五/六四学年　第三学期

课目	周时数	9月					10月				11月				12月					1月				2月		
周次		1	2	3	4	5	6	7	8	9	10	11	12	13	14	15	16	17	18	19	20	21	22	23	24	25
政治	66	2	2	2	2	2	2	2	2	2								2	2	2	2	2	2	2		
体育	38	2	2	2	2	2	2	2	2	2								2	2	2	2	2	2	2		
语文	76	4	4	4	4	4	4	4	4	4								4	4	4	2	4	4	4		
病理	66	6	6	6	6	6	6	4	4	4																
药理	114	6	6	6	6	6	6	6	6	6					4	4	4	4	4	6	6	6	6	6		
护理	54	6	6	6	6	6	6	6	6	6																
卫生	76	6	6	6	6	6	4								6	6	6									
内科	54														4	4	4	6	6	6	6	6	6	6		
外科	50														4	4	4	4	4	4	6	4	6	6		
中医	30																	4	4	4	6	4	6	6		
周时数	624	32	32	32	32	22	32	32	32	32					32	32	32	32	32	26	32	32	32	32		

（周次10—16：基础护理实习）（周次24：考试）（周次25：寒假）

考试课目：药理　护理　基础护理　每周劳动2小时

一九五八年入学.生第

课目 合计时数	合计时数	周次	9.15-9.21 (1)	9.22-9.28 (2)	9.29-10.5 (3)	10.6-10.12 (4)	10.13-10.19 (5)	10.20-10.26 (6)	10.27-11.2 (7)	11.3-11.9 (8)	11.10-11.16 (9)	11.17-11.23 (10)	11.24-11.30 (11)	12.-12. (12)
政治	72	4					4	4	4	4	4	4	4	4
语文	91	4					5	5	5	5	5	5	5	5
化学	106	4					6	6	6	6	6	6	6	6
体育	19						1	1		1	1	1	1	1
生物	38	2					4	4	4	4	4	4	4	4
解剖	106	4					6	6	6	6	6	6	6	6
生理	20													
课时合计	452	18					26	26	24	26	26	26	26	26
自修	319						19	19	19	19	19	19	19	19
时政讲话	68						4	4	4	4	4	4	4	4
社团活动	68						4	4	4	4	4	4	4	4
操 振	51						3	3	3	3	3	3	3	3
体育锻炼	68						4	4	4	4	4	4	4	4
文娱活动	34						2	2	2	2	2	2	2	2
日常劳动	204						12	12	12	12	12	12	12	12
星期日劳动	68						4	4	4	4	4	4	4	4

(周次1—4：全日炼铁劳动)

一学期教学进程表

12.8–12.14 (13)	12.15–12.21 (14)	12.22–12.28 (15)	12.29–1.4 (16)	1.5–1.11 (17)	1.12–1.18 (18)	1.19–1.25 (19)	1.26–2.1 (20)	2.2–2.8 (21)	2.9–2.15 (22)	备注
4	4	4	4	4	4	4	4	4		鸣放辩论在政治课的次日下午自修课时间开始连续四节课时而后进行文娱活动一节课时。
5	6	6	6	5	5	5	5	5	考	社团活动在下午连续四节课时而后进行文娱活动一节课时。
6	6	6	6	6	6	6	6	6		每两劳动三个下午每次四小时。
1	2	2	2	1	1	1	1	1		全校清洁卫生由各班派人打扫包干区。劳卫制锻炼军训突击周为了增加锻炼时间每日早晨提早起床半小时。星期日半天锻练。
4										
6	6	6	6	6	6	6	6	6		本学期不放寒假，下学期2月16日上课。
			4	4	4	4	4			
26	24	24	24	26	26	26	26	26		攻试课目为化学、解剖，其它课目均不放查。
19	19	19	15	19	19	19	19	19		
4	4	4	4	4	4	4	4			
4	4	4	4	4	4	4	4			
3	3	3	3	3	3	3	3	3		
4	4	4	4	4	4	4	4	4		
2	2	2	2	2	2	2	2	2		
12	12	12	12	12	12	12	12		试	
4	4	4	4	4	4	4	4	4		

浙 江 省 杭 州 护 士 学 校

教 学 计 划

一九六二/六三二学年 第 二 学 期

教学进程表

日期		级别	课次		备注

三年级
二年级
一年级

□理论教学，☑教学实习，□护理专业毕业实习，☑毕业考试，☑寒耳考试，☑学年考试，☑毕业考试，☑假期，☑上乡劳动，围毕业分配

三年级(60年入学第六学期毕业实习进程表)(3 2 1 班)

课目内科		入学后上学期教学实习								

课目内科
内科(包括传染病)
放含词
化验词
专末室
眼耳鼻喉科
外科
供应室
急诊室

毕业考试课目：内科（包括传染病）、外科、儿科

毕业分配

毕业考试

注：实习期间每每星期六回校补皮性科2教时

二年级(61年入学第四学期教学进程表 (222、223班)

课目	时数	周 1-30	暑假	已授时数	延念时数
政治	32			152	16
体育	30			94	16
语文	64			222	
药理	54			90	48
内科	94			30	46
外科	90	教护			
儿科	74	学理 实习			48
中医	60	习动 5.1			
妇产科	24	周周			
周学时数	522	学年考试			

考试课目：政治　语文　内科　外科　儿科

一年级(62年入学第二学期教学进程表 (124、125班)

课目	时数	周 1-30	暑假	已授时数	延念时数
政治	42			36	
体育	40			36	
语文	106			74	
数学	108			68	
物理	60			60	
化学	40			90	
生物	106	学年考试			60
微生物	86				
护理	64				
周学时数	652				
劳动	72				

考试课目：政治　语文　数学　生理

123

附录九　浙江省中等医药卫生学校护士专业教学计划

浙江省中等医药卫生学校
护士专业教学计划

I. 时间分配表（按周计算）

学年	学期	入学教育	教学	实习	劳动	农村实践	考试	毕业教育	机动	假期	合计	
I	一	1	17				1			2	52	培养目标：护士
	二		19	2	2		1		1	4		修业年限：二年
II	三		14		4		1		1	2	52	
	四			毕业实习18		4		2				入学程度：初中
合计		1	50	26	4	4	4	2	3	8	104	

II. 教学进程计划　　1973年7月制

课程	学时数 总计	讲课及校	实验及实习	第一学期 入学教育1周	教学8周	教学5周	教学4周	劳动1周	第二学期 教学5周	教学7周	劳动2周	实习2周	第三学期 教学6周	教学8周	劳动1周	实习2周	第四学期 毕业实习12周	农村巡回4周	毕业教育2周		百分比
政治	612			36	6	6	6		6	6			6	6			6	6	36		28.48%
劳动	120							30			30				30					892	
体	160				2	2	2		2	2	2		2	2	2		2	2			
业 一、基础课																					
医用化学	64	48	16		8																436
正常人体学	170	100	70		10	10	10														
微生物及寄生虫学	54	36	18			4	4														
病理学	66	44	22				6														
药理学	82	62	20				6	4													
二、专业课																					71.52%
中医学基础及中草药	72	46	26						6	6											
新医疗法	42	20	22							6											
基础护理学	72	36	36						6	6											
内科学及护理	168	100	68							4	8		6	6							770
外科学及护理	126	70	56							6			6	6							
传染病学及护理	64	40	24							4			6	6							
妇产科学及护理	84	50	34										6	6							
儿科学及护理	42	26	16							6											
眼耳鼻喉科学及护理	48	24	24										6								
卫生学	52	30	22		4	4															
合计	154				6	4	2		4	4			4	4						194	
实 教学实习	224									28			28								
农村实习	112															28				840	
毕业实习	504												28								
实 实验及实习小计	314																				
总学时数及周学时数				36	36	36	36		36	36	36		36	36	36		36	36	36	3132	

附录十　浙江省杭州护士学校关于四年制护理专业教学计划的请示

浙江省卫生厅:

随着护理教学改革的不断深入和发展,为满足各医疗卫生单位对护理专业人才的需求,尽快提高护理队伍的素质,根据目前各医疗卫生单位护理队伍的状况,我校决定从95(1995)年9月起开办四年制护理专业,以适应市场对护理队伍不同层次的要求。特向卫生厅申批四年制护理专业教学计划。

当否,请批示。

浙江省杭州护士学校

一九九五年九月七日

抄报机关:浙江省教委　　职教处
　　　　　杭州市教委　　职教处
　　　　　杭州市卫生局　科教处
附:四年制护理专业教学计划

浙江省杭州护士学校四年制护理专业教学计划

一、宗旨

人、环境、健康、护理四个基本概念,是组成护理学的基础,亦是护理教育的出发点和应该遵循的宗旨。

人是指由身体、心理、社会及文化诸方面组成的一个整体,是国家最宝贵的财富。人有基本的需要和生长发育过程不同阶段的需要,并经常与环境相互作用以寻求适应。人又是护士在环境中实施护理的直接对象。

环境是复杂和动态的。人可以适应环境、影响和改造环境。护理可以为人创造一个适合恢复健康或保持健康的环境。环境包括外环境（社会环境、自然环境）和内环境（生理的、心理的），而且是不断变化的。

健康反映人在与环境作用中满足基本的和发展需要，健康和疾病是统一的连续体，它反映了人的技能水平和对环境的适应能力。

护理学是整个生命科学中的一门自然科学与社会科学相互渗透、独立完整的综合性应用学科，是关于"保持生命、减少痛苦、促进健康"的理论与技术的科学体系。护理是诊断和处理人类对现存或潜在的健康问题的反应。

二、护理教育的知识框架

为了在护理教育中更好地体现上述四个基本概念，提出下列概念性框架作为确定护理教育目标、选择教学内容、统一评价方法的依据。

1. 护理整体观

护理中要考虑人的各方面的因素，政治的、经济的、文化的、身体的、心理的等等。在护理教育的每门课程的教学中都要充分体现整体护理。

2. 初级卫生保健

WHO 提出 2000 年人人享有卫生保健，在实施教育计划的初级卫生保健内容中，有预防、免疫、控制传染病、健康教育、自我保健、母婴卫生、营养等。

3. 健康与疾病连续体

每个人都处在健康、疾病的连续线上的某一点并不断地变化。护理设法协助个人、家庭及社区向最佳健康方向移动。

4. 人的基本需要和生命发展过程不同阶段的需要

人的基本需要上以马斯洛的层次需要为依据。这些需要如不能很好地得到满足就会影响健康。同时人从婴儿向儿童、青少年、成人、老人转变的整个生命的发展过程中，又有不同的健康需要。在贯彻教育计划时要考虑必须满足这些需要。

5. 护理程序

这是实施护理的工作方法。主要步骤包括估计、计划、实施和评价。在对个体、家庭、社区提供护理服务时，不断解决人在健康中的各种问题。

6. 交流技巧

护士在提供护理服务时要用语言文字和非语言的交流技巧，其中体现护士自身的自觉性、敏感性、责任心等，帮助健康者保持健康，帮助患者恢复健康。

三、培养目标

四年制中等护理专业的基本任务是贯彻执行党和国家的教育方针和卫生工作方针，为我国的医疗卫生事业培养德、智、体全面发展的实用型中等护理人才。对本专业学生的基本要求是：

1.学习马克思列宁主义、毛泽东思想的基本知识和建设有中国特色社会主义的理论，逐步树立辩证唯物主义和历史唯物主义世界观；热爱祖国、热爱社会主义，拥护中国共产党的领导，具有坚定正确的政治方向；有理想、有道德、有文化、有纪律；热爱护理专业，具有和蔼、端庄的仪态，严谨、勤快的作风，良好的职业道德和为护理事业献身的精神，以高度的同情心和责任感，全心全意为人民的健康服务。

2.具有本专业所必需的文化基础知识和人文科学知识，基础医学和临床医学的基本知识，卫生保健知识，护理专业的基本技能；具有一定的自学能力，能初步运用所学知识分析和解决护理工作中的问题，毕业后能在各级医疗机构从事临床护理和保健护理工作。

具体的业务要求是：

①运用一般文化基础知识、人文科学知识和人与环境课程知识，为个体、家庭、社区提供整体护理。

②具有规范的基础护理和各专科护理的基本操作技能。

③具有对常见病、多发病病情的观察能力和身心整体护理能力。

④具有对常用药物疗效和反应的观察能力。

⑤具有对急危重病人的初步应急处理能力和配合抢救能力。

⑥运用初级卫生保健知识和预防原则满足个体、家庭、社区的健康需要。

⑦在护理实践中能初步运用护理程序收集病人资料、分析护理问题、制定护理措施。

⑧按照人的基本需要和生命发展不同阶段的需要，向个体、家庭、社区提供护理服务。

⑨在护理过程中较好地应用人际交往与沟通技巧，有较扎实的英语会话基础。

⑩在医院和社区的护理实践中具有一定的管理能力。

⑪能继续不断地寻求新知识、新技术，以达到自我完善和自我发展。

⑫在护理实践中表现出护士所必需的专业素质和职业道德。

3.具有健康的体魄和良好的心理素养。

四、学制、入学程度和时间分配

1. 学制：四年

2. 入学程度：初中毕业

3. 时间分配：四年安排 202 周，讲授、实验、实习及讨论 110 周，教学实习 3 周，社区保健实习 2 周，劳动 4 周，毕业实习 42 周，考试 8 周，入学教育与毕业教育 2 周，假期 27 周，机动 4 周。

五、课程设置和授课时数

［必修课］

（一）普通文化课程　1076 学时（38.3％）

1. 德育　　180 学时（含伦理、卫生学法）

2. 体育　　220 学时（含军训）

3. 语文　　165 学时（含医用写作）

4. 外语　　253 学时（含会话）

5. 数学　　54 学时

6. 物理学　　57 学时

7. 化学　　90 学时

8. 计算机基础　　57 学时

（二）人与环境课程　　603 学时（21.6％）

9. 人际沟通　　34 学时

10. 护理心理学及心理卫生　　70 学时

11. 医学遗传学基础　　38 学时

12. 正常人体学　　222 学时

13. 疾病学基础　　108 学时

14. 药物学　　85 学时

15. 社会医学　　51 学时

（三）卫生保健课程　　249 学时（9％）

16. 初级卫生保健　　99 学时

17. 营养学　　36 学时

18. 妇女保健　　54 学时

19. 中医保健　　60 学时

（四）护理课程　　875 学时（31％）

20. 护理学基础　　295 学时

21. 儿童护理学　　90 学时(含小儿传染病)
22. 成人护理 1(妇科)　　60 学时
23. 成人护理 2(内科、传染病)　　208 学时
24. 成人护理 3(外科、五官科)　　182 学时
25. 老年护理学　　40 学时

〔选修课〕

学生必须修满 100 学时,可安排在 4 个学期中进行,每学期授课 24—30 学时,选开课程如下:美育基础、医护科技资料检索与科研方法、康复医学、急救医学、心电监护、拉丁文、三防及战伤救护等。

六、劳动教育

第 1—3 学期共 4 周劳动时间,可结合专业进行安排,或参加生产劳动和公益劳动。

第 4—8 学期的劳动可结合教学实习、社区实习和毕业实习进行,不另行安排时间。

七、教学实习和毕业实习

第 4 学期的基础护理教学实习和第 5 学期的社区实习,可根据具体情况采取课间实习或集中轮回实习两种方法安排。毕业实习 42 周,安排在市或省级医院进行。主要实习内科护理、外科护理、儿科护理、妇产科护理、急诊室、重症监护、手术室、门诊室等。

八、考核

考核应包括知识、技能、态度三方面。分考试和考查两种。考试应在规定的时间内进行,考查可在平时教学过程中安排。每学期考试课程,除体育课外,一般为两门。护理学基础、儿童护理学、成人护理 1、成人护理 2、成人护理 3 技能考试成绩单列。毕业实习的主要科目应进行出科考试。毕业实习前的理论考试科目:护理学基础、成人护理 2、成人护理 3。毕业考试为理论和实际操作相结合的综合考。

选修课可进行考查,成绩合格应记入学生的学籍档案。

九、附表

1. 时间分配表
2. 教学进程表

附录十一　浙江省护理员培训教学计划(一年制)
(讨论稿)

护理员培训班主要招收各级医疗卫生机构吸收的未经系统学习的护理人员,年龄在 25 岁以下,学习期满后主要在各科病房担任初级护理工作。

一、培养目标

遵照毛主席提出的"教育必须为无产阶级政治服务,必须同生产劳动相结合""使受教育者在德育、智育、体育几方面都得到发展,成为有社会主义觉悟的有文化的劳动者"的教育方针,培养政治坚定、技术优良、身体健康的初级护理人员。

具体要求:

1.教育学生永远高举毛主席的伟大旗帜,认真学习马克思主义、列宁主义、毛泽东思想,热爱中国共产党、热爱社会主义,坚持走与工农相结合的道路,努力改造世界观,逐步树立无产阶级的阶级观点、劳动观点、辩证唯物主义和历史唯物主义的观点,不断提高社会主义觉悟培养共产主义道德品质,全心全意为人民服务。

2.初步掌握本专业主要的基础理论、基本知识和技能,熟悉病室环境及病人床位的清洁卫生、隔离消毒和病员的生活护理等知识与技术,并初步熟悉各科常见病的一般护理,毕业后主要在各级医院各科病房从事初级护理工作。

3.身体健康。

二、学制及时间分配

1.学制:一年。

2.入学程度:初中毕业或相当于初中毕业。

3.时间分配:共安排 52 周。其中讲授和实验、实习 25 周。集中教学实习 2 周,毕业实习 16 周,考试 2 周。入学教育和毕业教育共 1 周,劳动 2 周,假期 2 周,机动 2 周。

周学时为 36 学时。(包括自学及班团活动)。每学时为 50 分钟,总学时为 827 学时,普通课 182 学时,基础课 204 学时,临床专业课 441 学时。

理论讲授为 554 学时,实验实习(包括集中教学实习)333 学时。两者时教之比为 1.66 比 1。

三、政治教育

组织学生认真学习马列著作和毛主席著作,努力掌握马列主义基本原理,完整地、准确地理解毛泽东思想体系,经常进行阶级教育、形势任务教育、革命传统教育和艰苦朴素作风教育,培养学生具有高尚的共产主义道德品质。

政治理论课每周 2 学时,主要讲授哲学常识。

形势任务和班团活动每周 2 学时。毕业实习和集中教学实习期间的政治学习和政治活动,每周安排半天。

四、劳动及体育教育

劳动共安排 2 周,一周可参加农业生产劳动,另一周可安排到病房劳动(做卫生员工作)。

体育课每周安排 2 学时,应以《国家体育锻炼标准》为基本内容进行教学,并积极组织学生进行经常性的体育锻炼和课外文体活动。

五、业务教育

业务教育要抓住重点,做到少而精,着重加强基础理论、基本知识的教学和基本技能的训练。每门课程均应在课内安排一定的复习,防止学生负担过重。

业务课共设置 11 门。

1. 医用化学:32 学时。

2. 解剖生理学:112 学时。

3. 微生物寄生虫学:32 学时,其中寄生虫 10 学时。

4. 药物学:60 学时。

5. 中医学概论:77 学时,其中针灸 32 学时,中医基础理论及中草药 45 学时。

6. 基础护理学:60 学时(理疗部分不讲授)。

7. 内儿科学及护理:120 学时。

8. 外科学及护理:78 学时(包括常见皮肤病及五官科疾病)。

9. 传染病学及护理:30 学时。

10. 妇产科学及护理:48 学时(包括计划生育)。

11. 卫生学:28 学时。

六、教学实习及毕业实习

教学实习主要采用分散课间实习的办法进行。第二学期安排一次集中教学实习(2 周)主要实习基础护理。

毕业实习 16 周,安排在各科病房从事初级护理工作,其中内科 5 周,供应室 1 周,儿科 2 周,外科 4 周,手术室 2 周,妇产科 2 周。

七、学习成绩考核

成绩考核是使学生复习巩固所学知识,检查教学成果,提高教学质量的重要环节,必须按教学计划的规定进行。

成绩考核分考试和考查两种,考试应在规定时间内进行。第一学期考生理解剖学、基础护理学。

毕业考试:内儿科学及护理,外科学及护理。

凡未列入考试的课程均进行考查,应在平时的教学过程中进行。

八、附表

1. 时间分配表

2. 教学进程表

浙江省护理员培训教学计划

I. 时间分配表（按周计标）

学期	入学教育	理论教学	教学实习	生产劳动	毕业实习	考试	毕业教育	机动	假期	合计
一	0.5	19		1		1		1.5	2	25
二		6	2	1	16	1	0.5	0.5	2	27
合计	0.5	25	2	2	16	2	0.5	2	2	52

培养目标　护理员
修业年限　一年
入学程度　初中

II. 教学进程计划

课程	总计	讲授	实验及实习	入学教育 0.5周	教学 4周	教学 8周	教学 7周	劳动 1周	考试 1周	教学实习 2周	教学 6周	毕业实习 16周	劳动 1周	毕业考试 1周	毕业教育 0.5周
政治	50	40	10	2	2	2					2				
形势教育及社团活动	50		50	2	2	2					2				
体育	50		50	2	2	2					2				
一、基础课：										实习基础护理		内科5周、供应室1周、儿科2周、外科4周、手术室2周、妇产科1周。			
医用化学	32	28	4		8										
解剖生理学	112	60	52		14	6									
微生物及寄生虫学	32	24	8		4	2									
药物学	60	52	8			4	4								
二、专业课：															
中医学基础及中草药	77	68	9			4	3								
基础护理学	60	40	20			4	4				4				
内儿科学及护理	120	100	20				6				8				
外科学及护理	78	60	18				6								
传染病学及护理	30	24	6												
妇产科学及护理	48	36	12												
卫生学	28	22	6				4								
自学					4	4	3				2				
总学时数及周学时数	827														
各学期开课门数					5	8	8				7				

周学时数：30～32

附录十二　中华人民共和国卫生部护士专业教学计划

（1982 年 7 月修订）

一、培养目标

中等卫生学校三年制护士专业的基本任务,是贯彻执行党的教育方针和卫生工作方针,为我国社会主义建设事业培养德、智、体全面发展的护士。对本专业学生的具体要求是:

1. 认真学习马克思列宁主义、毛泽东思想,逐步树立无产阶级的阶级观点、劳动观点、群众观点、辩证唯物主义观点;热爱祖国,拥护中国共产党的领导;具有良好的医疗道德和作风,全心全意地为社会主义服务,为人民服务。

2. 通过学习,要具有本专业人才所必需的文化基础知识,掌握本专业的基础理论、基本知识和实际技能。能熟练地掌握护理、病房管理的知识和技能,具有对常见病、多发病以及危重病的观察和应急的处理能力。毕业后在各级医疗机构独立地从事护理工作。

3. 具有健康的体魄。

二、学制、入学程度和时间分配

1. 学制:三年。

2. 入学程度:初中毕业。

3. 时间分配:三年安排 152 周。讲授和实验、实习 81 周,集中教学实习 4 周,毕业实习 34 周,考试 6 周,入学教育和毕业教育 2 周,劳动 4 周,假期 18 周,机动 3 周。

三、授课课程和授课时数

1. 政治课:126 学时。根据教育部的规定,开设中共党史、哲学常识或政治经济学常识。政治思想教育每周 2 学时,主要学习国内外形势和党的路线、方针、政策,进行共产主义道德品质教育。

2. 体育课:146 学时。

3. 语文课:110 学时。

4. 外语:146 学时。

5. 数学:54 学时。

6. 物理学:76 学时。

7. 化学:108 学时(包括无机化学和有机化学)。

8. 生物学:54 学时。

9. 解剖学与组织胚胎学:164 学时。

10. 生物化学:57 学时。

11. 生物学:95 学时。

12. 微生物学及寄生虫学:95 学时。

13. 病理学:68 学时(包括病理解剖学和病理生理学)。

14. 药理学:119 学时(其中拉丁文 20 学时)。

15. 基础护理学:176 学时(其中理疗 20 学时)。

16. 中医学基本常识及针灸学:72 学时。

17. 内科学及护理:203 学时(包括诊断学基础、神经精神病学及护理)。

18. 外科学及护理:170 学时(其中皮肤病学及护理 24 学时)。

19. 妇产科学及护理:95 学时。

20. 儿科学及护理:76 学时。

21. 传染病学及护理:56 学时。

22. 五官科学及护理:56 学时(其中眼科学 24 学时,耳鼻喉科学 22 学时,口腔科学 10 学时)。

23. 卫生学:64 学时。

上述各课程的顺序和学时数各校可根据具体情况适当调整,但总学时不要超过 2600 学时,有关讲授与实验(实习、讨论)总的时数比例基本保持在 2 比 1 左右。

心理学及营养学可作为选修课自行安排。

四、劳动教育

前二年共 4 周劳动教育,可结合专业进行安排,或参加生产劳动和公益劳动;第三学年的劳动,结合毕业实习进行,不另安排时间。

五、教学实习及毕业实习

教学实习,根据各校具体安排,可采取课间实习或集中轮回实习两种方法安排。第三学期末和第五学期初各安排集中教学实习 2 周。

毕业实习34周,安排在县级或县级以上医院里进行。以内科、外科、妇产科、儿科为主,也可安排一部分时间在其他临床科室进行实习。

六、学习成绩考核

成绩考核分为考试和考查两种。考试应在规定的考试时间内进行,每学期考试课程一般为两门。毕业考试科目:基础护理学、内科学及护理、外科学及护理。考查可在平时教学过程中进行。

七、附表

1.护士专业时间分配表
2.护士专业教学进程表

1。护士专业时间分配表（按周）

学年	讲授、实验、实习	集中教学实习	毕业实习	考试	入学、毕业教育	劳动	假期	机动	总计
Ⅰ	37			2	1	2	9	1	52
Ⅱ	36	2		2		2	9	1	52
Ⅲ	8	2	34	2	1			1	48
总计	81	4	34	6	2	4	18	3	152

培养目标　护士
学　制　三年
入学程度　初中毕业

2。护士专业教学进程表

顺序	课程	考试	考查	总计	讲授	实验及讨论、实习	Ⅰ学年 1学期18周	Ⅰ学年 2学期19周	Ⅱ学年 3学期17周	Ⅱ学年 4学期19周	Ⅲ学年 5学期8周	Ⅲ学年 6学期34周
	一、普通课			766	538	228						
1	政治课	2	1.3	126	96	30	3	2	2			
2	体育课		1.2.3.4	146		146	2	2	2		2	
3	语文		1.2	110	110		4	2				
4	外语		1.2.3.4	146	146		2	2	2		2	
5	数学		1	54	54		3					
6	物理学		2	76	54	22		4				
7	化学	1		108	78	30	6					
	二、基础课			652	455	197						
8	生物学		1	54	40	14	3					
9	解剖学及组织胚胎学	1	2	164	100	64	7	2				
10	生物化学		2	57	40	17		3				
11	生理学	2		95	65	30		5				
12	微生物学及寄生虫学		2	95	65	30		5				
13	病理学		3	68	50	18			4			
14	药理学	3		119	95	24			7			
	三、临床专业课			968	639	329						
15	基础护理学	3	2	176	96	80			8	7		
16	中医学基本常识及针灸学		3.4	72	54	18				2	2	
17	内科学及护理	4	3	203	133	70			3	8		
18	外科学及护理	4	5	170	110	60				6	7	
19	妇产科学及护理	4		95	60	35				4		
20	儿科学及护理		4	76	54	22				4		
21	传染病学及护理		5	56	42	14					7	
22	五官科学及护理		5	56	42	14					7	
23	卫生学		5	64	48	16					8	
	总学时及周学时数	2386	1632	754			30	30	29	29	29	

毕业考试科目
1.基础护理学
2.内科学及护理
3.外科学及护理

每学期开课门次　8 10 8 7 4
考试门次　8　2 2 2 2
考查门次　29　6 8 6 5 4

（Ⅱ学年、Ⅲ学年含集中教学实习，Ⅲ学年第6学期为毕业实习）

附录十三　浙江省杭州护士学校护士专业教学计划

（1990 年元月修订）

> 本计划是根据 1987 年 10 月，在武汉召开的中华护理学会第一次全国护理教育改革研讨会中专组提出的，以杭州护士学校教学计划为蓝本拟定的指导性教学计划，经三年试用后，作了局部调整的修订稿。

一、培养目标

三年制护士专业的基本任务，是贯彻执行党的教育方针和卫生工作方针，为我国四化建设培养有理想、有道德、有文化、有纪律，热爱社会主义祖国和社会主义事业，在德、智、体、美、劳方面得到全面发展的护士。对本专业学生的具体要求是：

1.努力学习马克思列宁主义、毛泽东思想，拥护中国共产党、拥护社会主义。爱祖国、爱人民、爱劳动、爱科学、爱专业。具有良好的医德医风，愿为解除病人疾苦，促进人民保健事业而献身。

2.通过学习，应具备实用型护士所应具有的基本的医学理论知识，较强的护理技能和病房工作能力。具有对常见病、多发病以及危重病的观察和应急的处理能力，能开展卫生宣教和组织预防工作。毕业后，能在各级各类医院独立地从事临床护理工作。

3.具有健康的体魄。

二、学制、入学程度和时间分配

1.学制：三年。

2.入学程度：初中毕业。

3.时间分配：三年安排 152 周。讲授和实验、实习 79 周，集中教学实习 4 周，毕业实习 36 周，考试 6 周，入学教育和毕业教育 2 周，假期 18 周，劳动 4 周，机动 3 周。

三、课程设置和授课时数

(一)普通课 (34.83%)	815 学时	(二)基础课 (21.37%)	500 学时
1.政治课	142 学时	10.解剖学及组织胚胎学	126 学时
2.体育课	142 学时	11.免疫学和病原生物学	76 学时
3.语文	140 学时	12.生理学	133 学时
4.英语	104 学时	13.病理学	60 学时
5.医学伦理课	32 学时	14.药理学	75 学时
6.心理学及心理卫生学	57 学时	15.医学遗传学基础	30 学时
7.数学	54 学时		
8.物理学	54 学时		
9.化学	90 学时		
(三)临床专业课(38.33%)	897 学时	(四)选修课 (5.47%)	128 学时
16.基础护理学	174 学时	25.书法	32 学时
17.内科护理学	170 学时	26.缝纫	32 学时
18.外科护理学	133 学时	27.音乐	32 学时
19.妇产科护理学	76 学时	28.手工艺	32 学时
20.儿科护理学	76 学时	29.计算机基础知识	32 学时
21.五官科护理学	64 学时	30.康复医学	32 学时
22.传染病护理学	76 学时	31.皮肤病及性病学	16 学时
23.预防医学	64 学时	32.护理美学	16 学时
24.中医学基本常识	64 学时	33.营养学	32 学时

四、学习成绩考核

成绩考核分为考试和考查两种。考查可在平时教学过程中进行，考试应在规定的统一考试时间内进行。考试分期中考试和期末考试两类，期中考试停课一周，考两门课，期末考试停课一周，考两门课。三年级学生下临床毕业学习前，在校进行毕业实习前理论复习考试，停课复习两周，考试一周，考试科目：基础护理学、内科护理学、外科护理学。

五、时间分配（周）

学年	讲授实验实习	集中教学实习	毕业实习	考试	入学毕业教育	劳动	假期	机动	总计
Ⅰ	37			2	1	2	9	1	52
Ⅱ	34	4		2		2	9	1	52
Ⅲ	8		36	2	1			1	48
总计	79	4	36	6	2	4	18	3	152

培养目标　护　　士
学　　制　三　　年
入学程度　初中毕业

六、教学进程

顺序	课程	期中考试	期末考试	考查	总计	讲授	实验实习	1学期 18周	2学期 19周	3学期 15周	集中教学实验 4周	4学期 19周	5学期 8周	毕业实习 36周
	一、普通课				815									
1	政治课	2		1,3,4	142			2	2	2		2		
2	体育课			1,2,3,4	142			2	2	2		2		
3	语文	3		1,2	140			2	2	2				
4	英语			1,2,3	104			2	2	2				
5	医学伦理学			5	32								4	
6	心理学及心理卫生学			2	57				3					
7	数学			1	54			3						
8	物理学			1	54			3						
9	化学	1	1		90			5						
	二、基础课				500									
10	解剖学及组织胚胎学	1	1		126			7						
11	免疫学和病原生理学		2		76				4					
12	生理学		2		133				7					
13	病理学	3			60					4				
14	药理学		3		75					5				
15	医学遗传学基础			3	30					2				
	三、临床专业课				897									
16	基础护理学	2	3		174				6	4				
17	内科护理学		4		170					5		5		
18	外科护理学		4		133							7		
19	妇产科护理学	4			76							4		
20	儿科护理学	4			76							4		
21	五官科护理学			5	64								8	
22	传染病护理学		4		76							4		
23	预防医学			5	64								8	
24	中医学基本常识			5	64								8	

续表

顺序	课程	期中考试	期末考试	考查	总计	讲授	实验实习	1学期 18周	2学期 19周	3学期 15周	4学期 4周	5学期 19周	6学期 8周	36周
	四、选修课				128									
25	书法			选修课固定开设在每周二下午,每学期每生任选一门,共四学期,按考查课记入学生成绩册	32						集中教学实验			毕业实习
26	缝纫				32									
27	音乐				32									
28	手工艺				32									
29	计算机基础知识				32									
30	康复医学				32									
31	皮肤病学及性病学				16									
32	护理美学				16									
33	营养学				32									
毕业考试科目	1.基础护理学 2.内科护理学 3.外科护理学	总学时数及周学时数		必修课	2212			28	28	28		28	28	
				选修课	128			2	2	2		2		
				合计	2340			30	30	30		30	28	

142

附录十四　　全国中等护理教学改革研讨会概况

（浙江省杭州护士学校，1990.2）

　　"全国中等护理教学改革研讨会"于 1990 年 2 月 22 日至 28 日在杭州召开。这次会议是卫生部教育司商请世界卫生组织资助举行的。参加会议的有 WHO 亚太地区护理顾问 Miller 女士和美国护理专家 Alexander 博士，中华护理学会林菊英理事长，卫生部教育司周东海副司长，中等医学教育处陆美芳处长，卫生部护理处龚玉秀处长以及全国各地 20 个省（市）、自治区护理教育专家共 40 余人。浙江省护士系列改革教材的各位主编和省中等医学教研室的同志也列席了会议。这次会议在浙江省卫生厅教科处的组织和领导下，达到了预期的目的，获得了极大的成功。

　　开幕式上周东海副司长就中等护理教学改革，培养实用型技术人才，如何确定中等护士专业的培养目标和教学计划等提出了指导性意见。他认为"中等卫生学校要改变'学院式'办学模式，要培养'实用型'人才，这是中等卫生学校改革的基本方向和要实现的基本培养目标"。他在分析"实用型"技术人才的内涵时指出"实用型人才，不仅指他们具有基本的理论知识和较强的实践技能，而且应该是热爱护理专业，具有救死扶伤的观点和良好的职业道德以及护士所应具有严谨、认真、和蔼、勤快的好作风"。周东海副司长还强调中等护理教学改革中教材编写要适应培养实用型人才的需要，就必须"强化目标观念，淡化学科意识"。周副司长的讲话给全体代表很大的启发。

　　这次研讨会首先请 Alexander 博士讲学，专家较详细介绍了美国护理教育发展的概况，课堂设置和如何制订教学计划等内容。生动活泼启发式的讲学方法对与会代表有很大的启迪：借鉴国外护理教学的经验，结合我们的实际，去探索改革我国护理教育事业，走出一条中国特色的护理人才培养的新路子。林菊英理事长在会上介绍了最近在青岛召开的"我国制定护理发展策略性计划和政策研讨会"的情况和策略思维的方法。我国护理事业的基础越来越好，越来越受到各级政府的关注和社会各界的支持，我国护理及护理教育事业必将展现一个新局面。

　　会上杭州护士学校副校长李钰霖介绍了他们学校三年来在省市卫生厅局领导下对教学计划、教学内容、教学方法、教学管理、师资队伍建设、考试考核等方面根据培养"实用型"人才的要求进行认真探索,改革试验的经验;河南省人民医院护士学校副校长李庆文介绍了他们学校采取工读结合的办学模式,培养"实用型"护理人才的经验。两个学校的改革精神得到了卫生部的重视和支持,也得到了与会代表的一致赞许。

会议期间代表们就培养目标问题展开了热烈讨论,一致认为通过对周东海副司长在开幕式上强调的"实用型"护理技术人才的培养目标内涵的讨论,大家提高了认识,拓宽了思路。通过对三十多年来中等医学教育工作的回顾和反思,认识到目前中等护理教育在人才培养上的确存在重理论、轻实践,毕业生走上工作岗位后适应性差、缺乏独立工作能力的弊病。

代表们认为培养实用型技术人才是卫生部根据国家教委关于中等职业技术教育应加强实践教育环节和增强专业技能训练的要求,结合中等医学教育的重理论轻实践的现状提出来的。从总体上确定了中等医学教育培养目标要符合当前的国情和改革后城乡基层对卫生人才的需求。中等护理教育的改革必须遵循这一培养目标进行探索和构思。代表们也指出,我们的教育改革应在人才观、水平观上有相应的转变。实用型技术人才不单纯是具有必要的理论知识、专业技能和较强的动手能力,更重要的是加强职业意识的培养,使之有良好的服务观,否则专业理论再强,专业技能再好,但没有牢固的职业意识是不会也不可能很好地为病人、为社会服务的。代表们还就培养目标的内涵和护士应具有的政治素质、职业素质、业务素质、身体素质的具体内容进行了深入的探讨。

会议期间,浙江省护士系列改革教材《基础护理学》、《内科护理学》、《外科护理学》和《儿科护理学》的主编对浙江省的改革教材和教学大纲的编写原则作了详尽的介绍。代表们认为现在要实现"实用型"护理技术人才的培养目标,最大的障碍是:(1)教材基本是"学院型"的,差距大,非改不可。(2)师资队伍不能适应。(3)实习基地和带教队伍建设还有很大的困难。而浙江省在这些方面既大胆探索,又谨慎行事,走在改革的前列,大家对此表示赞赏。

2月27日下午,全体代表专程到杭州护士学校参观。该校"突出护理,强化实践",在中等护理教学改革中取得的成绩给代表们留下了深刻的印象。

28日上午会议闭幕,周东海副司长总结了这次会议所取得的成绩,对于如何把会议精神贯彻好,进一步把中等护理教学改革深入下去,提出了指导性意见。

课程（curriculum）

　　我很荣幸来到这里。在这些杰出的、卓有成就的护士们面前，我感到很惭愧。我感谢你们给我机会与你们共同努力来不断改进护理质量。我们都是一个广泛、热情的且没有国界的组织的成员，无论走到哪里，我们总能发现有着共同的职业义务感和献身精神的护士同行。我带来了美国亚利桑那州护士和老师们对你们的问候。

　　在美国的教育中，课程指所有想取得学习成果、计划好的学生活动。护士学校的课程不断地被修改，为学生今后的护理工作打下理论基础。国家或社会的卫生目标和需要指明了办学的方向、办学的目标，决定了护理教育的方向以及课程，正因为学校的目标是随社会的需要而改变，所以学校的课程也必须随之改变。

　　教师和学生的特点对课程的修改是重要的。从事护理专业教学的教师特点决定了专业的实力。教师的学历和经历，教给了学生学习护理的基础知识和丰富的经验。自然，教授临床专业领域最基本的是内容的深度。

　　学生的特点影响着课程的结构和课程的内容特点，全体学生的年龄和学历将决定学习要求，晚上的学习经验可用来设计业余学习项目，城市学生能从农村学生那里得到丰富的学习经验，反之亦然。入学要求部分取决于护士专业毕业生应有的特点和对毕业后的期望。

　　因此，教师和学生的特点与课程的修改和补充是相关的。

　　课程修改过程的第一步是考虑护理专业如何为国家或学校的卫生保健任务作出贡献。学校的任务和要求给课程结构提供了纲要，课程结构包括了学生毕业时应达到的要求，基础课、辅助课、护理课、选修课。通常，护理内容大部分集中在后几年的教学中，这样，专业护理的内容就建立在坚固的科学和艺术基础之上。这个初步的课程结构可为教师在特殊需要时补充课程作指导。专业的任务和目的可随社会卫生需要的变化而及时改变；专业的目的必须与卫生保健制度的需要相一致。

　　其次，教师必须发扬这样一个能反映大纲目的，指导和阐明课程的宗旨。这个宗旨包括了两大部分：

　　1）有关人类、卫生、社会、护理等主要概念的信念的陈述。

　　2）有关护理教育、教与学过程和师生作用等概念的信念的陈述。

　　这个宗旨表达了教师的信念，是组成课程的关键的一步。

一旦教师相信他们自己的信念,根据护理教育的目的和宗旨,就能规定大纲的目标。大纲的目标有时被称为最终目标,因为它描述了我们要求毕业生成为怎样的人和起到什么作用。

这个概念纲要为课程的一些主要概念提供了一个纲要。课程中的每个主要概念(人类、健康、社会、护理、护理过程)是因为教师想要此概念在课程中应用而下定义的。概念纲要也描述了概念间的关系,有时,它有助于比较概念和它们在实例中的关系。

这个概念纲要和大纲的目标反过来又与护理教育的宗旨和目的有关,所以概念性的定义来自于教师对于概念的信念。大纲的目标是培养与教师有着共同信念的毕业生。

这里向大家提供一个例子,就是最早在宗旨中出现的概念(基本需要、护理过程)是如何在概念纲要、大纲目标、课程间的纵横联系、程度目标和课程目标中被详细说明的。教师能规定各种程度的内容,这样就为学生顺利达到程度目标提供了必要的深度和广度。这样,程度目标和课程间的关系被共同用来指导教师和学生去完成最终的教学目的。

可能与预期那样,课程目标来源于程度目标,课程目标是详细的和可衡量的,所以它们可用来评估学生的学习进程,教师选择和指定的学习经验用来达到具体的课程目标。学习经验的选择在课程进程中是关键的一步。

课程进程中最后一步是评估,根据办学目的、大纲目标,学生、师资、资源,毕业生的情况,教师制订了一个计划,对正在进行的和已经结束的课程进行评估。根据效益,评估时考虑了大纲的价值。

课程修改过程

目标:在会议结束时,与会者将能够:

(1)解释国家/学校的任务与护理课程目的的关系。

(2)明确服务范围和护理课程修改时需考虑的辅助系统。

(3)讨论教师的特点对课程修改的重要性。

(4)解释学生特点对课程修改的重要性。

(5)按顺序列举课程修改过程的步骤。

(6)叙述课程修改步骤间的关系。

(7)制订一个课程评估的计划。

课程:所有想取得学习成果的,计划好的学生活动。

主要概要:

课程修改的重要性。

确定基础护理教育课程的形式。

课程修改过程的顺序:任务、目的、宗旨、大纲目标、概念纲要,课程间的关系,程度和课程目标,学习经验,评估。

宗旨、概念纲要,大纲目标,课程间关系的例子。

课程修改程序的评估。

学习活动:

讲座/讨论

小组活动和运用

评估:

口头反馈

目标及完成情况的书面评估。

课程修改过程的顺序

学校/国家的任务

护理专业的任务

护理专业的目标

宗旨

大纲目标

概念纲要

课程间的关系

程度目标

课程目标

学习经验

评估

关于教学改革

1990 年度是我校教学改革继续深入和发展的一年。

（一）教改的深入

我校目前正在进行两套护士专业的教改试点。第一套是早在 1986 年就开始构思和着手准备，并于 1988 年秋进入试点的改革计划。在实施试点前，省卫生厅教科处动员和组织了全省中等卫校各学科校际教研大组的力量，编写各科教学大纲和教材。1988 年秋开始在两个班级试点，第二年（89年）就在校内全面推广实施。实施中又经过多次调整修改并配合进行管理上的治理诊断。1989 年，李钰霖副校长先后在上海"十五省市中等医学教育研究会"和北京"中华护理学会建会 80 周年纪念大会"上做了发言，获得好评，并得到卫生部的重视与肯定，认为我校所进行的改革试点，从教学计划、培养目标、课程设置到各科大纲与教材，从理论教学到实践实习，是全面而系统的改革。而且从一开始就是直接在省卫生厅科教处指导与统一部署之下，在市卫生局支持之下进行的，是全省中等卫校大协作的产物。

1990 年 2 月，卫生部在杭州召开了全国中等护理教学改革研讨会。我校的教改经验作为典型材料在会上做了介绍，又一次获得好评。参加会议的卫生部教育司和中华护理学会的领导、与会代表及外国专家还来校参观考察，对学校的管理工作也给以热情的肯定。

卫生部教育司周东海副司长在会议的总结发言中说，杭州护校"认真研究贯彻怎样培养实用型人才，怎样以培养实用型人才为中心进行改革和调整"，"不仅拥护改革而且务实"。周副司长还说，"杭州护校教学上的一些指导思想和原则也是正确的、值得学习的，比如，教学内容上的删繁就简，学以致用，突出护理，注重实践"，对我校教学管理上的一些措施也表示肯定。这些评价，既是对我们的鼓励，也是对我校教学改革继续深入的有力推动。会后，我们按照与会专家代表的建设性意见，对护士专业的培养目标和教学计划又进行了一次调整修订。省卫生厅已决定，从 1991 年起在全省中等卫校护士专业中逐步推广实施这套计划。从我校实施情况看，这套计划可以肯定的特点是：

（1）培养目标和计划安排是在广泛的调查研究基础上确定的，教学计划经多次全国性护理教育会议研讨、论证，吸引和采纳了大多数专家、学者的意见，先后经过十多次较大的调整和修改。所以这套计划比较切合我国当前的国情,易于推广。

(2)课程设置比较合理,增加了"心理学"、"伦理学"等必修课和"护理美学"、"音乐"等选修课,人文科学在总课时中的比重已从原计划的 22％(528学时,不包括班团活动)上升到现计划的 33％(768 学时)。学生的知识结构和基本素质可望有所改善。

(3)按实用型人才的需要,削减了偏生偏多的内容,从而减少了总学时,周学时数已从原计划每周平均 29.46 学时,下降到每周平均 27.98 学时。学生的课业负担有所减轻,自学时间则相应增加,有利于智能的开发。

(4)按"删繁就简,学以致用,突出护理,强化实践"的原则重编各课程大纲和教材。有的教材经试用和修改已正式出版,如《数学》、《免疫学和病原微生物学》、《预防医学》、《解剖学与组织胚胎学》、《医用写作》、《传染病护理学》和《基础护理学》。即将出版的还有《内科护理学》。护理科学独立的专业特征有所强化,重医轻护的倾向有所改正。

(5)加强了实践性教学。一是在校内实验室和示教室强化操作训练,二是在毕业实习中强化技术操作考核(包括出科操作考和毕业综合操作考)。

这套计划实施两年半,基本情况是好的。虽削弱了课时,精简了内容,但质量仍可保证。下一步要继续总结实践经验,进行有说服力的效果评估,为在全省推广积累经验。

(二)教改的发展

在以上第一套教改实践的基础上,我校又承担了卫生部教育司与WHO 亚太区办事处联合规划的护理教育改革项目的试点任务。

2月在杭州召开的全国中等护理教学改革研讨会上,WHO 顾问玛丽博士已就护理教育的宗旨进行讲学。6月,卫生部正式通知我校准备接待玛丽博士再次来杭指导教学改革,我校被确定为这项改革计划的试点学校。

1990 年 8 月 4 日至 18 日,由 WHO 出资并派护理教育顾问玛丽博士指导与主持的中国中等护士专业教学计划与课程大纲研讨会在杭州举行,中华护理学会林菊英理事长和卫生部中教处田民副处长均出席会议进行指导。我校作为试点单位,有 12 位教师和领导与会。会议情况已有专题汇报材料上报和下发,此处不重复。

在这次会议之前,我们制定了《浙江省杭州护士学校护士专业教育改革总体设想》和相应的一些实施方案(讨论稿),包括《思想品德教育和职业道德教育的实施方案》、《教法改革的实施方案》、《关于改革考核制度的初步设想》、《加强师资队伍建设的方案》、《关于开展心理卫生保健工作的实施方案》等。我们的教改目标和指导思想是：从我国社会主义制度和国情出发，按照现代医学模式及社会准则对护理人才的要求，借鉴和吸收世界先进国家的护理教育经验，构筑一个有中国特色的、既切合实际又能适应发展需要的科学的中等护理教育模式，以求源源不断地为各级医疗卫生机构输送能力强、素质好的实用型护理人才。

8月会议之后，我们就会议内容精神进行了广泛的宣传、学习和研讨。省厅教育处沈世竑处长亲自来校动员，省医学教育研究室王雪蕉同志给全体教师详细地介绍了这次研讨会的内容、精神及制订教学计划和课程大纲的基本思路等。在校内各教研组学习研讨的基础上，我们对会议所产生的教学计划与课程大纲概要进行了全面的修订补充，现已基本完成，可供全省中等卫校各学科校际教研大组长会议作进一步的研讨和修改。按工作进程，计划与大纲在3月底初步定稿。1991年5月13日至6月12日，WHO顾问、美籍护理教育专家玛丽博士将再次来杭指导。如果一切进展顺利，1991年秋可以实施试点。

为了与第一套教改计划进行区别，我们将 WHO 指导的改革试点简称为"NER 计划"，即"Nursing Experiment of Reform（护理教育改革试点）计划"的缩写。

这套计划的构思与制订，有以下特点：

第一，宗旨明确，目标体系科学严密，利于实施。

"NER 计划"按照护理教育宗旨确定了三年制中等护理教育的培养目标之后，即按目标层层分解的方法来构思课程大纲。其顺序是：

宗旨→总的培养目标→分年级培养目标→课程目标→单元（章节）目标→每节课的课堂目标。

以上由大到小的目标环环相扣而成为一套科学而严密的目标体系。所有目标都有为实现这些目标的教学内容、教学活动方式和效果评价方式。在实施这套计划时，其目标的实现顺序与上相反：逐个完成课堂目标→逐个完成单元（章节）目标→逐个完成课程目标→逐个完成年级目标→最终实现总的培养目标。

按这种构思方式，只要目标体系确实是科学而严密的，在一个单元中每堂课的具体目标完成了，就一定能促成单元目标的实现；一门课程的每个单元目标实现了，该门课程的大目标也必然可以完成；每门课程的目标实现后，则年级目标和总的培养目标也能最终圆满完成。

按以上构思，只要能将社会主义护理人才在德、智、体三方面的要求全面而科学地组织到目标体系中去,则培养目标的最终完成是完全有把握的。

　　第二,"NER 计划"突破了传统的"普遍文化课→医学基础课→医学临床课"的三段式的教学模式,学生早期接触临床,使理论教学与实习实践结合得更为密切。卫生部教育司周东海副司长在 2 月杭州会议的开幕式讲话中说:三段式的教学安排"比较重视理论,相对忽视实践","不利于护校培养具有较强实践能力的实用型人才","希望护士学校积极进行教育改革,打破旧的传统模式、课程结构,早期接触临床,加强实践,注重预防,并使学生具有群体医学和社区防治的概念"。"NER 计划"的课程安排正是在这一点上有所突破。例如将所有课程按照"普通文化课"、"行为科学课"、"人与环境课"、"卫生保健课"、"基础护理与临床护理课"五个方面进行组织。首先使学生学会自我保护和保健护理,再学会疾病护理。因此,第一学期就通过"人与环境"课程和行为规范教育,使学生懂得怎样生活才是符合卫生保健需要的,首先要使自己的生活方式符合保健原则和健康道德,并能对自己的家庭亲友提供保健服务。第二学期即进入社区保健实习和生活护理实习。第三、四、五学期的实习内容与安排,也都是与理论课紧密结合,学以致用。在毕业综合实习期间,还安排了行为科学、人与环境、卫生保健、整体护理的专题和调查研究,以利于学生在老师指导下,综合运用所学知识进行独立的调查研究,并写出调查报告或毕业论文。

　　这样安排,医学基础和临床课程是交叉渗透式的,而不是分段式。理论与实践结合严密,实践教学得到加强,完全符合马克思主义认识论的观点,确实比原计划科学合理。学生的专业意识从第一学期开始即得到强化,加上严格的行为规范教育与管理,对学生基本素质的培养也可以做得更为有效。

　　第三,进一步精减了教学内容,压缩了课时,增加了自学时间,从而为加强思想政治教育、为教师管教管导和进行教法改革、为学生自主学习以提高自学能力和独立思考能力等等都创造了必要的条件。

　　我们提倡启发式教学,要求废止注入式和满堂灌已经讲了多年,但并没有根本的转变。除教学思想问题外,关键在于没有给教师和学生创造必要的条件。内容太多,教师只能满堂灌,学生只能死记硬背,无法开发智能。再加上陈旧和单一的书面考试,师生所直接追求的都是分数效益,而不是智能效益。

　　"NER 计划"初步精减内容后校内课堂教学总学时为 1842 学时(部颁计划为 2386 学时,我校现行改革计划为 2194 学时),平时周学时数为 25.94

学时(部颁计划为平均 29.46 学时/周,我校现行改革计划为平均 26.43 学时/周)。内容精减之后,不仅学生有时间看参考书,改进学习方法,而且教师在课堂教学课时内也可以指导学生自学解决问题。学生的智能开发可望有所突破。

第四,"NER 计划"可以较好地贯彻我国现行的教育方针,有利于实现1985 年《中共中央关于教育体制改革的决定》中对于人才培养的总要求。

邓小平同志 1983 年就提出"教育要面向现代化,面向世界,面向未来"。《中共中央关于教育体制改革的决定》提出"教育必须为社会主义建设服务,社会主义建设必须依靠教育"。我国宪法第 46 条规定"国家培养青年、少年、儿童在品德、智力、体质等方面全面发展"。李鹏总理认为以上三个方面就是我国教育方针的基本内容。

就三个"面向"来看,在原来的教学计划(包括我校现行的改革计划)之中基本上没有得到体现,而"NER 计划"则在这方面有所突破。首先它显然与"2000 年人人享有卫生保健"的目标有直接的联系,可以从中级护理人才的培养方面为社会主义建设提供有效的服务。其次,它体现了 1988 年在爱丁堡举行的世界医学教育会议的宗旨与精神,反映了护理科学的新概念;从这个意义上说,它本身就是改革开放、"面向世界"的产物。最后,这套计划在实施时比过去的计划更具有强化政治思想教育和开发学生智能的有利条件,如果在实施中思想政治工作和教法与学法改革能够跟上去,则可以较有把握地培养出"有理想、有道德、有文化、有纪律,热爱社会主义祖国和社会主义事业,具有为国家富强和人民富裕而艰苦奋斗的献身精神","不断追求新知,具有实事求是、独立思考、勇于创造的科学精神"(引自《中共中央关于教育体制改革的决定》)的优良护理人才。这就是我们护理教育对社会主义建设服务的最好效益。

与 WHO 合作进行护理教育改革,在全省和全国都是首次,我校能承担这项任务,应引以为荣。但教育本身具有迟效性,"NER 计划"若在 1991 年实施试点,要到 1994 年才有第一届毕业生。因此要有强烈的事业心和负责精神坚持下去,持之以恒地积累资料,不断地进行分析研究,才能看到效果。但是近期效果也是有的。我们可以通过试点实践提高我们的才干,培养和锻炼一支新型的、有多方面才能的师资队伍。让我们大家都能在这个难得的机遇中显示和发展自己的聪明才智,为护理教育事业和护理事业的发展,作出更大的贡献。

附录十五　浙江省杭州护士学校护士专业教改试点(NER)计划实施方案

由国家卫生部教育司中教处与世界卫生组织(WHO)西太区联合规划的中国中等护理教育改革项目,将于 1991 年 9 月在浙江省杭州护士学校实施试点。

浙江省卫生厅为此已成立了专门的工作委员会。除杭州护士学校的有关领导、教师参加之外,省内的专家组成员为王雪蕉(浙江省中等医学教研室微生物及寄生虫学高级讲师)、钱自强(浙江省中等医学教育研究室主任、生理学高级讲师)、洪丽昌(绍兴卫校副校长、生理学高级讲师)、陈农根(绍兴卫校内科学高级讲师)、朱国光(温州卫校内科学高级讲师)、姜寿葆(金华卫校外科学高级讲师)、李墨声(宁波卫校儿科学副教授)、沈志谦(丽水卫校卫生学副教授)。

具体的实施方案如下:

一、准备阶段(1990 年 8 月至 1991 年 8 月)

1.完善教学计划与课程大纲。在广泛学习宣传 1990 年 8 月由 WHO 顾问玛丽·亚历山大博士主持的"中国中等护士专业教学计划与课程大纲研讨会"内容精神的基础上,组织杭州护士学校全体教师及校外专家组对《中等护士专业教学改革计划(NER 计划)及课程大纲》进行研讨修改。目前已完成第四次修改稿。在 1991 年 6 月杭州"中国中等护理教育改革研讨班"上经 WHO 顾问玛丽博士指导后再进行一次全面修改,将于 1991 年 7 月完成最后的执行稿。

2.对于教改试点进行周密的为期五年的课题设计。试点的总目标是:从我国社会主义制度和国情出发,按照现代医学模式及社会准则对护理人才的要求,借鉴和吸取国外护理教育的先进经验,构筑一个有中国特色的,既切合实际,又能适应发展需要的中等护理教育模式,以求更好地贯彻我国的教育方针,从而源源不断地为各级医疗卫生机构输送思想素质好、技术优、能力强的实用型中等护理人才,以适应医学模式转变和"2000 年人人享有卫生保健"的需要。实施中将以教育科学的自然实验法为主,对试点班和对照班的学生都进行个案研究。研究的内容包括:教学计划与课程大纲制定的科学程序;蕴含在教学计划与课程大纲之中的目标体系;包括教法、学法、考法在内的各门课程的教学改革;学生德、智、体状况及发展的科学测评指标与方法体系;各科教材建设;各临床课程的实践性教学环节及实习基地建设;计算机在教学统计与教改实验中的应用;图书、电教等资源的开发利用等等。

此项研究的课题设计方案已向国家卫生部中教处、浙江省卫生厅科教处和市卫生局报告,他们都将为此项教改试点实验提供经费支持。

3. 成立教改试点班教学小组(共 15 人),着手进行教材的准备与备课(教学小组已于 1990 年 12 月成立)。

4. 1991 年 7 月以前设计好一套对学生智能水平及态度素质状况的测评指标,并在现有的各年级学生中进行试测评,以便修正和完善此项指标体系。

5. 在省、市卫生厅、局的支持帮助下,与实习医院和社区合作建设实习基地。现已确定杭州市第一医院、浙江大学医学院附属第二医院和市红十字会医院为示范性实习基地,为试点班的实习创造良好条件。

二、实施阶段(1991 年 9 月至 1994 年 7 月)

试点班的学生从 1991 年 9 月入学,到 1994 年 7 月毕业共三年时间,将按教改试点的教学计划(NER 计划)实施。其研究步骤大致是:

1. 1991 年 8 月,将入学新生随机编班。各班考分总平均大体相当。从中确定一个试点班和两个对照班(一个在校内,一个在校外教学点)。然后对试点班和对照班学生进行德、智、体基础状况的测评,取得起点数据输入电脑储存,每生一案。以后每半年(学期)进行一次追踪测评。分析每生德、智、体三方面的发展变化,进行综合对照,并写出研究报告。

2. 按照各门课程开课的先后顺序,组织各任课教师进行课程研究,包括本门课程的大纲、教材、教法、学法、评估方法及研究方法等等。每门课程结束后,任课教师要在 3 个月内提供课程研究报告及有关资料。

3. 按培养目标和课程大纲编制各次实习大纲,构筑严密而科学的实践性教学目标体系,实习目标落实到每一周。此项工作要求在 1991 年 9 月拿出初稿,年底完成。同时选定社区实习基地。

4. 对教改试点班采取开放式研究活动,组织教师到试点班听课评教,把试点班教学小组的研究活动与各教研组群众性的研究活动结合起来;动员学生参与教改试点,引导他们改变学习方法,变被动学习为主动学习,把教师的教法改革与学生的学法改革结合起来。

5. 在加强思想政治教育的基础上,强化学校的管理,改革教改试点的环境,保证教改试点获得最大成功。

三、总结阶段(1994 年 6 月至 1995 年 12 月)

1.学生毕业前,结合毕业考核,对试点班与对照班学生的德、智、体状况进行一次全面的测评,并进行初步分析。

2.学生毕业后继续进行为期一年的追踪调查测评(包括试点班和对照班毕业生)。每半年追踪调查一次(第一次 1994 年 12 月,第二次在 1995 年 7 月),继续记入个案进行对比分析。

3.1995 年 8 月至 12 月,综合所有试点材料,写出课题总结报告,并提供试点成果,包括:经修改完善的三年制中等护士专业教学计划及全部课程的教学大纲;试点班的改革教材(或讲义);各门课程改革的研究报告;学生德、智、体状况的测评指标体系;经修改的各科实习大纲及实践性教学环节研究报告;计算机、图书、电教等资源在教改试点与课题研究中开发利用的研究报告。

此项试点在 1991 年秋季开始实施,1992 年及以后每年均设立一个后续的 NER 计划试点班及对照班。课题于 1995 年完成之后,试点研究仍继续下去,以期不断改进和完善,不断取得新的进展和成果。

浙江省杭州护士学校

1991.6

附录十六　中专护理教育改革研讨班日程(1991 年)

一、日期:1991.6.3—6.28

二、时间:上午　8:30—11:30　　下午　2:00—5:00

三、地点:浙江省杭州护士学校

四、内容:

第一周:(6 月 3 日—8 日上午)

　　　　　　复习教学计划制订过程

　　　　　　复习学习理论和学习类型

　　　　　　改革课程大纲

　　　　　　学习纲要和课堂计划

　　　　　　学习经验的选择

　　　　　　使用视听教设备

第二周:(6 月 10 日—15 日上午)

　　　　　　课堂教学的技巧

　　　　　　微型教学——模拟、游戏、提问、讲授

　　　　　　小组讨论(研讨会)、角色扮演

　　　　　　临床教学——指导和管理

第三周:(6 月 17 日—22 日上午)

　　　　　　效果评价过程

　　　框架、教学计划、学生、教师、学习资料、学校(学习班等)计划和修改

第四周:(6 月 24 日—28 日)

　　　　　　在护理中运用研究方法

　　　　总结、试行、回顾、计划

注:亚历山大博士每周上课为五天半(即周一至周六上午)

附录十七　NER 计划改革课程计划表

课程安排

课程	第一学年		第二学年		第三学年	
	第一学期	第二学期	第一学期	第二学期	第一学期	第二学期
文化基础课	政治、体育、语文、外语、数学	政治、体育、语文、英语	政治、体育、语文、英语	政治、体育、语文、英语	政治、体育	
行为科学课		心理与心理卫生学	伦理学	社会护理学		
人与环境课	人与环境总论、正常人体学（包括解剖、生理、生化）	疾病基础（包括免疫学、病原微生物、病理）	药物学			行为科学专题讲座
卫生保健课		预防与保健（包括自我保健、公共卫生、计划免疫）、营学养	妇婴保健	中医保健		卫生保健专题讲座
基础与临床护理课		护理学基础(1)	护理学基础(2)儿童护理(1)	成人护理(1)儿童护理(2)	成人护理(2)危重症护理	整体护理专题讲座
实习		4 周： 1. 社区实习 2 周 2. 医院实习 2 周	6 周： 1. 妇婴保健 2 周 2. 基础护理 2 周 3. 儿童护理 2 周	6 周： 1. 社区实习 2 周 2. 成人护理 4 周	10 周： 1. 成人护理 6 周 2. 妇科护理 2 周 3. 危重症护理 2 周	18 周： 1. 内科　6 周 2. 外科　6 周

周数分配

学年	上课（包括实验见习）	教学实习与护理劳动	生产实习	考试	入学与毕业教育	劳动	机动	假期	总计
一	34	14		1	1	1	2	9	52
二	26	12		1		2	2	9	52
三	11		28	1	1		2	9	52
总计	71	26	28	3	2	3	6	27	156

附录十八　浙江省杭州护士学校关于教育教学改革的大事记(1987—1997 年)

1987 年 9 月 8 日

9 月 8 日至 9 月 10 日,校长叶俊和副校长李钰霖应邀参加在北京举行的卫生部护理中心召开的护理教育改革研讨会预备会议。与会代表围绕"中等护士专业教学计划的改革"方案,进行讨论,最后大部分统一了意见。

1987 年 10 月 26 日

叶俊校长和李钰霖副校长赴武汉参加全国护理教育改革研讨会中专组讨论会,讨论研究中等护士专业教学计划的改革。

1987 年 11 月 5 日

学校成立改革办公室,郭常安任主任,李钰霖任副主任。成员有杜林富、闵宗晓、施长友、曾平、梁立。

1987 年 12 月 17 日

学校改革办公室会议,讨论学校改革问题,提出了一些建设性的意见和设想,供教工们讨论时参考。目的是打开思路,抛砖引玉。

1987 年 12 月 25 日

下午教工大会,部署讨论改革办公室会议纪要,动员广大教工打破框框,敞开思想、大胆设想,提出具体的改革方案和措施。

1988 年 1 月 13 日

下午,校改革办公室会议,研究改革方案。

1988 年 2 月 3 日

上午,首届教代会四次会议,全体教工参加。郭长安副校长作 1987 年学校工作总结报告,并宣布了学校改革方案。

1988 年 3 月 15 日

下午,校教务处召开了教研组长会议,李钰霖副校长在会上作了中心发言,就本学期教学改革任务作了进一步阐述。

1988 年 4 月 13 日

4 月 13 日至 15 日,浙江省卫生厅科教处组织的全省护士专业教学改革教材编写研讨会在我校召开。共有全省 10 所卫校 23 个学科 25 位教师参加。

1988 年 4 月 20 日

4 月 20 日至 25 日,宋祥林书记和李钰霖副校长前往嘉兴卫校,参加全省中等专业学校深化教学改革座谈会,李钰霖副校长就护士专业如何深化教学改革作一中心发言。

1989 年 12 月 26 日

《杭州日报》于 12 月 24 日头版头条新闻,刊登了《杭州护校探索改革新路》的报导。

学校的教改工作在党的教育方针和培养"实用型"人才的思想指导下,坚持"突出护理,强化实践"的原则,努力做到"认真精减教材,重视实践教育,强化职业意识,增强专业技能"。

1990 年 2 月 21 日

2 月 21 日至 2 月 25 日,全国中等护理教学改革研讨会在杭召开,杭州护士学校承担了这次大会的会务工作。会议结束前,代表们来护校进行了参观交流活动。

1990 年 8 月 4 日

中等护理教育计划与课程大纲研讨会在杭州举行。这是世界卫生组织亚太地区与卫生部教育司中专处联合组织的合作计划中的内容。我校将承担这项护理教育改革的试点任务。会议为期十天(8 月 8 日—8 月 18 日),在世界卫生组织顾问玛丽·亚历山大博士的指导与主持下进行。根据卫生部教育司中专处与世界卫生组织亚太地区办事处商定的合作计划,明年五月世界卫生组织将再次派专家前来考察。

1990 年 10 月 22 日

经校办公会议研究决定,校教改核心组由宋祥林、郭常安、何金荣、周爱春、陈贵臻、张培生、邵爱和、丁育康、钦自煜、沈筱靖组成。

1991 年 3 月 23 日

卫生部教育司中教处副处长田民来校了解"NER 计划"的执行情况,并议定今年 6 月 1 日玛丽博士来校讲学。1991 年秋学校将有一个班级作为教改试点班。市卫生局党委副书记徐培林、卫生厅科教处孙祥林、局科教处陈其奎、省卫生教研室王雪蕉与田民同志一起听取了学校的汇报。

1991 年 6 月 3 日

由 WHO 顾问玛丽·亚历山大博士(美籍)主持的中国中等护理教育改革研讨班在我校举办,为期四周。

卫生部和省卫生厅对这次研讨班十分重视,中教处田民副处长亲自陪同玛丽·亚历山大博士来杭讲学（第二次），并在今天的开学式上作了重要讲话。省卫生厅王绪鳌副厅长在开学仪式上致辞。

参加这次研讨班的主要人员是承担教改试点任务的我校有关领导和教师，并邀请了中华护理学会、上海华东医院护校、上海二医大卫校、绍兴卫校、宁波卫校、温州卫校、金华卫校的教务领导及教师与会。

这次研讨班以解决教学方法和评估方法为主，同时对我校提交给会议研究的改革计划和课程大纲提出修改意见。

1991 年 6 月 19 日

中华护理学会理事长、卫生部护理中心主任林菊英博士专程来参加研讨班后期活动并作指导。

1991 年 6 月 22 日

WHO 顾问杜卡博士从马尼拉赶来杭州参加有关远距离教学的讲学。

1991 年 6 月 25 日

研讨班全体学员及杭州护校全体师生召开欢送大会。学生代表向玛丽博士、杜卡博士和林菊英理事长敬献校徽留作纪念。林理事长在讲话中语重心长地教导学生要努力学好基础知识，掌握好护理操作技术和人际沟通技巧，培养优良的职业素质和态度，为社会主义护理事业贡献终身。林理事长的讲话使大家深受教育。

1991 年 6 月 26 日

卫生部教育司黄永昌司长及陆美芳处长来到杭州护校听取了关于研讨班的情况汇报，会见了两位外宾，对杭护下一步的教改实施做了重要指示。黄司长和陆处长还给全体教师讲了话，热情肯定了杭护的教改，鼓励大家把教改工作做得更好。最后与研讨班全体学员合影留念。

1991 年 6 月 27 日

历时四周的"中国中等护理教育改革研讨班"圆满结束。玛丽博士和杜卡博士今天乘坐 11:45 的飞机离杭返京。陪同返京的还有林菊英博士。

1991 年 11 月 14—15 日

卫生部委托安徽医大卫生管理学院举办的中等卫校长管理学习班在合肥召开。邀请浙江省卫生教研室王雪蕉和郭常安校长两位同志去讲课，介绍我校教改的理论和实践。参加学习班的校长们对讲稿和微型教学的录像剪辑及其他带去的材料反应良好。

1991 年 12 月 13 日

根据卫生部要求，"NER 计划"的配套改革教材要尽快上马。为此，在浙江省卫生厅科教处和省中等医教研究室的领导和指导下,由我校出面聘请了八位教改顾问,他们是:王雪蕉(浙江省卫校中等医教研究室高级讲师)、钱自强(浙江省卫校中等医教研究室主任、高级讲师)、洪立昌(绍兴卫校副校长、高级讲师)、姜寿葆(金华卫校副教授)、李墨声(宁波卫校副教授)、朱国光(温州卫校高级讲师)、沈志谦(丽水卫校高级讲师)、陈龙根(绍兴卫校高级讲师)。邀请他们参加了教材编写规划会议,郭校长对新一轮改革教材的编写,提出五点要求:

1. 教材编写人员必须将教改体系的本质内涵(目标意识、保健意识、态度意识、参与意识、反馈意识、实践意识)体现在每门课的教材之中。

2. 弄清楚本门课程在整个护理教学体系中的地位。

3. 充分体现现代医学模式转变对护理的要求。

4. 尽力完善课程内的目标体系。

5. 教材要面向课堂教学。

总之,要使这套改革教材能以新的面貌出现在师生面前,使"讲授型"教材转变为"参与型"教材。

1991 年 12 月 14 日

学校召开了第二次较大规模的医教联席会议。出席会议的有八所省市级医院的分管护理或教育工作的院长、护理部主任、脱产的总带教老师。市卫生局郑鑫华局长、王宝青书记、科教处芩美仙处长和省卫生厅科教处邵祥珍同志均出席了会议。经卫生局同意,职改部门认可,我们聘任八所医院的总带教老师为我校的兼职高级讲师或兼职讲师。学校详细汇报了 NER 教改计划的科学性内涵,向他们提供了有关教改的资料。卫生局党委书记王宝青同志代表局领导做了重要讲话。

这次会议开得很成功,我校的改革取得实习医院领导和护理部的理解,他们还对改革提出了建设性意见。

1992 年 2 月 22 日

卫生部教育司中教处陆美芳处长来杭州护校了解 NER 教改计划实施情况。张德林副校长和郭常安校长分别汇报了前阶段教改实施情况和今后的设想。陆处长很关心我校的教改工作,为教改工作出了不少点子。她指出:要使 NER 教改站得住脚,必须要有充分的数据来说服和证明,要尽可能将教改班的数据搞到手。她很关心教材,要求尽快完成编写工作,尽早与大家见面。同时十分重视这项改革的推广工作,建议浙江省内先推广。

　　陪同陆处长来校的有省卫生厅科教处高榕同志和市卫生局科教处陈其奎同志。

　　1992 年 3 月 4 日—7 日

　　卫生部教育司在烟台市召开了"中等卫校教学计划与专业目录修订座谈会"。我校郭常安校长作为浙江省代表赴会,并作了专题发言,介绍我校护士专业教改计划与大纲制定的科学程序。

　　会议确定新一轮教学计划要体现中专层次实用人才的专业特点,体现医学模式的转变,同时确定教学计划后面要附课程大纲。从总的培养目标到课程目标和单元目标,要形成环环相扣的目标体系。会议还以我校提供的"NER 计划"和大纲为蓝本,研讨和确定了新一轮教学计划和大纲的内容体例格式。按会议部署,我校承担了护士、助产士专业两套教学计划和课程大纲的修订起草任务,并负责编制护理、助产、医学营养三个专业目录的初稿。

　　1992 年 6 月 9 日

　　学校召开记者座谈会,应邀出席的有:《杭州日报》记者范育华、魏盛松,《浙江日报》记者谷伊宁,《钱江晚报》记者查晓强,杭州电视台记者王德昌,杭州广播电台记者周健,浙江广播电台记者俞初阳等七位同志。

　　郭常安校长向各位记者汇报了我校教改的情况,同时也反映了深入教改所面临的不少困难,尤其是经费不足的困难,想通过新闻单位帮助呼吁,希望用人单位能关心、支持、帮助教学单位,捐献教学基金。

　　1992 年 6 月 11 日

　　《钱江晚报》在第一版上报道了我校教改的新闻,题为《杭州护士学校教育改革引人注目》(记者查晓强)。

　　1992 年 6 月 15 日

　　在卫生部护理处巩玉秀处长和卫生部外事司司徒稳女士的陪同下,世界卫生组织西太区规划和技术合作访华组一行六人前来杭州护士学校进行护理项目考察。

　　省卫生厅戴迪厅长、市卫生局郑鑫华局长出席接待,并分别向考察组的先生、女士们介绍了杭州护校的概况,校领导汇报了学校"NER 计划"的实施情况,得到了考察组的充分肯定和很高的评价。他们表示愿意向世界卫生组织提出给予杭州护校护理师资培训项目的资助。

　　1992 年 6 月 19 日

　　卫生部外事司国际处司徒稳来信说:外宾将这次来杭护考察的情况和

卫生部教育司、医政司交换了意见,对杭护评价非常高,周东海副司长讲:杭护教改不仅是杭护的样板,也是中等医学教育的样板。并说,关于中等医学教育的加强,以及所需支持,外宾十分重视,并写入报告中。

1992 年 7 月 21 日

75 教改班首次为期两周的社区实习已经结束。此次实习由校党委书记宋祥林亲自带队,分别在富阳镇和三山乡蹲点。完成了一些预防接种漏种补种的调查工作,同时进行了居民和乡村人群家庭健康卫生知识调查、小学生卫生知识应知应会调查,小学生卫生教育状况的调查工作。同学们在这次实习中了解了农村城镇居民对健康的认识,培养了社会调查工作能力,锻炼了人际交往能力,在艰苦的环境中磨炼了意志,收获不小,得到了当地卫生部门领导和群众的好评。

1992 年 8 月 23 日

卫生护理中心教育委员会主任、北京协和医院护士学校校长金乔来我校,指导教师进行护士仪态训练。下午金乔主任给三年级学生做护士素质修养的报告。

1992 年 8 月 25 日

下午举行二年级学生开学式,邀请金乔主任再次给二年级学生做报告。

1992 年 8 月 27 日

金乔主任给一年级新生做报告。

WHO 官员米勒博士来信说:6 月 15 日来杭州护校访问是一个精彩而难忘的日子,看到年轻的护士和学生的精神面貌,深受鼓舞,中国将会通过杭护关于性格、伦理及价值观方面的教导而取得很大的益处。又说:这次与贵校、贵省的官员们的讨论将有助于中国未来护理项目的发展,并表示今后首要的是继续支持杭护实施的中专护理课题。

1992 年 10 月 3 日

《杭州日报》在第一版刊登了我校教改情况,题为《杭州护校加快教改步伐,实现从"学院型"向实用型的转变》(记者陈培新)。

1992 年 10 月 13 日

卫生部教育司史以庆副司长来我校视察。

1992 年 10 月 23 日

卫生部教育司周东海副司长来我校视察,听取了郭常安校长关于课程教改的汇报,并亲自深入到教改班听课,下午又给我校教工作关于医学教学改革的重要报告,并与部分教师进行了座谈,肯定了杭护教改的成绩。

1992 年 11 月 15 日—22 日

受卫生部教育司的委托,我校举办的护理教改讲习班正式开班。班上通报了卫生部教育司与 WHO 西太区联合规划的护理教改计划(NER 计划)在杭州护校试点的理论与实践情况,并交流护理教改经验,促进护理教改进程,提高师资水平。来自全国 12 个省市的 14 所护校、卫校的领导和老师参加了第一期学习班,普遍反映开阔了眼界,更新了观念。

1992 年 12 月 8 日

加强我校医学教育的研究工作,进一步深化教学改革,经研究决定成立医学教育研究室,章冬瑛同志兼任医学教育研究室副主任。

1993 年 4 月 7 日—9 日

我校举办为期三天的医院带教老师学习班,参加学习班的有省、市各医院的分管院长、护理部主任、总带教老师及科带教老师共计 70 人。学习班主要内容是:(1)郭常安校长介绍学校教改的思路和总体模式;(2)请朱湘云和梁立老师介绍课堂教学方法的改革;(3)邵爱和老师介绍护理教学实习方面的改革方案;(4)各医院介绍带教经验。最后由周爱春副校长作总结。通过三天的学习,既向医院领导通报和宣传"NER 计划",又联络了感情和表彰了先进。

1993 年 4 月 20 日

我校举办的第四期"NER 计划"讲习班开学,出席讲习班的有省卫生厅新任厅长张承烈、科教处处长张孟华、市卫生局党委副书记阮静文以及学校领导。开学式由张德林副校长主持,阮静文副书记致辞,张承烈厅长在开学式上作了关于护理教育的报告。

这次学习班增加了新的内容,来自全国 16 个省、市 21 所护校、卫校的领导和老师参加了这一期学习班。

1993 年 5 月 10 日

第五期"NER 计划"研讨班开学。

1993 年 5 月 11 日

西湖明珠台来我校采访关于护理教育改革的情况,并将于 5 月 12 日晚间新闻中播出采访实况。

浙江省健康教育所受卫生部外事司委托来我校拍摄有关学校与 WHO 合作进行的中国中等护理教育改革情况的照片,准备选送卫生部外事司以编入对外宣传的大型画册中。

1993 年 6 月 17 日—18 日

学校召开教改顾问咨询会。校领导全面汇报了教改情况,并从实际出发,请顾问们帮助修改"NER 计划",为较好解决前后期课程的衔接问题,进一步完善目标系,为下半年校内顺利普及"NER 计划"做好准备。

1993 年 11 月 26 日

上午 10 时左右,参加全国中等卫生学校教学计划及教学大纲审定会议的卫生部教育司刘海林司长在中教处田民副处长和省卫生厅科教处张孟华副处长陪同下,来我校视察。除了了解教改情况外,还检查了学校实验室和自费生学生的宿舍。刘司长对我校的教学改革和科学管理表示满意。

1993 年 11 月 27 日

下午 2 时参加全国中等学校教学计划和教学大纲审定会议的 100 名代表在教育司周东海副司长、中教处陆美芳处长及医政司于宗河副司长的带领下,来我校考察指导,参观了教改展览室、实验室、图书馆和语音室等,对我校的各项工作均有较好的评价。

1993 年 12 月 10 日

《杭州日报》头版报导了题为《杭州护校潜心教改结硕果——"应试教育"向"素质教育"发展》的新闻。

1994 年 3 月 9 日

《健康报》第一版刊登了题为《杭州护校培养实用型人才》的文章,报道了我校关于改革教学体系,注重思想教育方面的内容。

1994 年 4 月 11 日

受卫生部委托,全国中等卫校新教学计划和教学大纲第一期讲习班在我校举办。

1994 年 9 月 22 日

香港护理教育考察团一行 25 人,在黄瑞玲团长的带领下,来我校参加交流。香港考察团团长等介绍了香港医院护理管理及护理教育概况。我校郭常安校长向考察团代表介绍了卫生部及 WHO 在杭护所进行的教改试点概况。杭州市第一人民医院副院长、杭州中华护理学会副理事长沈雅芬介绍了医院护理管理和临床带教概况。

通过交流,不仅互相有所借鉴和启发,而且增进了友谊。考察团除参观杭州护校外,还参观了杭州市第一人民医院。

1994 年 10 月 17 日—24 日

以卫生部贷款办主任史以庆研究员（原卫生部科教司副司长）为首、高教处孟群同志带队的"卫 IV"项目教学改革国内考察团一行 39 人来我校考察。通过听取学校"NER 计划"和目标教学实践的汇报、观摩听课及参观交流等活动后，代表们一致认为我校教改的思路是正确的，措施是可行的，实践是成功的，学习和借鉴我校的教改经验，有助于"卫 IV"项目中教育改革的设计和实施。

1994 年 11 月 7 日—10 日

应江苏省常州卫校和无锡卫校的邀请，由张培生副校长带队，我校 8 名青年教师组成"讲师团"，赴常州卫校、无锡卫校参观交流。一方面向两校汇报我校教改和实行目标教学的情况，另一方面向他们学习求教，收获很大。

1994 年 11 月 13 日

受卫生部委托，由我校举办的第六期"贯彻新教学计划及教学大纲讲习班"如期开班。卫生部教育司副司长周东海在讲习班上作了重要讲话，并给校团委、学生会联办的《今日杭护》刊物写了寄语——"校园生活的纪实、抒情寓志的园地、育人成才的益友"。

1994 年 11 月 23 日

卫生部"贯彻新教学计划及教学大纲第七期讲习班"在我校举办。

1994 年 12 月 20 日

学校在培训楼举办了为期两天的带教老师讲习班，主要内容是：(1)介绍学校的目标教学；(2)医院带教模式；(3)整体护理考核方法与标准。

1995 年 3 月 13 日—18 日

本校受卫生部委托，举办了第八期"贯彻执行新教学计划及教学大纲讲习班"。卫生部教育司陆美方处长出席了开班式，并作了重要讲话。

新制定的全国中等卫生学校教学计划和大纲采纳了本校教改试点新采用的模式，其主要特点是构筑包括知识、技能、态度三个方面在内的目标体系，使培养实用型人才所包含的"必要的理论知识、较强的实践技能、良好的职业素质"的要求有具体的落实。来自全国 21 个省市的 55 位代表参加了讲习班。其中新教材主编 14 人，其余均为协编。讲习班通过专题讲座、座谈讨论、观摩听课、参加交流等活动方式，达到了预期效果。

1995 年 3 月 22 日—31 日

为了学习借鉴国外护理教育的先进经验，深化中等医学教育改革，促进我国护理教育事业的发展,由卫生部和世界卫生组织共同举办的"传染病护理教育讲习班"在我校举办。世界卫生组织特派美国籍专家(Dr. Stark)和丹麦籍专家(Dr. Hansen)来杭讲学,介绍有关传染病护理的国内外进展、教学内容、教学方法等,并具体演示讲课技巧和启发式教学方法。

卫生部科教司周东海副司长、浙江省卫生厅陈晓菲副厅长、杭州市卫生局彭中锦局长出席了开幕式并讲了话,卫生部科教司中教处田民处长主持了开幕式。浙江省卫生厅科教处汤菀菀副处长和我校领导也出席了开幕式。来自全国10个省市的骨干教师参加了这次讲习班。

1995年4月3日—7日

由卫生部和世界卫生组织共同举办的"社区老年护理教学讲习班"继续在我校开办。由外国专家克瑞斯和马林达讲学。中华护理学会名誉理事长林菊英先生、卫生部教育司中教处田民处长、卫生部医政司护理处巩玉秀处长、卫生部医政司老年康复处林岩副处长、卫生部科教司中教处王锦倩同志、浙江省卫生厅周坤副厅长、省卫生厅科教处张云东处长、市卫生局阮静文副书记、我校郭常安校长出席了开幕式。林菊英先生、周坤副厅长、阮静文副书记分别在开幕式上讲了话。田民处长主持了开幕式。

1995年4月3日—4日

为缩短护理管理和护理教育等方面与国际水平的差距,联合国开发计划署援助30万美元,用以支持我国护理教育改革的"护理发展项目(简称UNDP护理项目)"。受援学校共计8所,我校是卫生部定点的全国护理教育改革试点学校,是其中的受援单位。为有效利用国际援助,保证项目各项活动顺利实施,卫生部科技教育司在我校召开"联合国开发计划署援助中国护理发展项目受益学校工作布置会"。此"项目"已于今年3月开始施行,我校主要承担全国护理教育师资培训任务,3月22日至3月31日,4月7日分别举办的"传染病护理教育讲习班"和"社区老年护理教学讲习班"是其中培训的一个内容。联合国志愿人员、加拿大护理教育专家将于5月来杭州护校开展教学活动。

1995年5月9日

按照"护理发展项目"计划安排,由WHO聘请的美国护理专家Dr. Longman已来杭。将于5月15日至5月24日在本校举办护理教师培训计划研讨班。

1995年6月9日

上午美国新墨西哥州大学护理系一行23人前来我校,就护理教学方面进行了交流。

1995 年 6 月 29 日—7 月 10 日

因我校教改的需要,经中国国际经济技术交流中心和杭州市人民政府同意,我校通过 TONTEN 项目邀请美国乔治·梅森大学护理学院吴袁剑云(Chien-yun Yuan WU)博士来我校进行"系统化整体护理模式病房建设与护理教学"专题讲学,历时一周。参加讲习班的有我校临床课教师(10人),我校实习医院带教老师(16 人),外地中等卫(护)校临床教师及医院带教老师(26 人),浙江省及杭州市护理学会领导(5 人),另有流动旁听者若干人,听课人员共约 60 名。

吴博士在本校讲学结束后,还将赴南京、上海讲学。

1995 年 8 月 30 日

按照联合国开发计划署护理教改项目安排,芬兰籍护理教育专家Maaranto Hellian Nikki 女士作为联合国志愿者及 UNDP 护理教育改革项目常驻专家,前来我校工作一年。按照项目要求,该专家将对我校教师进行教育学和护理理论方面的培训,并与杭护教师共同制定边远地区卫校护理教师培训课程,编写有关教材。

1995 年 10 月 7 日

来我校工作的联合国志愿者、护理教育常驻专家海勒(Hellian Nikki)女士在电教室为部分教师举办了第一次讲座。

1995 年 10 月 19 日

下午日本福井县立医院视察团一行 12 人来我校参观交流。

1995 年 10 月 21 日

国际交流中心的何丹丹、市人事局杨旭光、卫生局人事处负责人陪同新加坡护理官员李玉兰、邓玉莲等一行 7 人来我校了解和考察护理教育的情况。

1996 年 4 月 2 日—4 日

全国护士专业"老年护理学"教材定稿会议在本校召开。卫生部科教司中教处田民处长出席了会议。参加会议的还有来自广西、陕西、江西、河北、湖南五个省、自治区的编委。

1996 年 5 月 30 日

美国新墨西哥大学护理系一行 6 人来我校进行护理教育方法方面的交流。

1996 年 5 月底

卫生部科教司周东海副司长来校视察,对我校受"华夏基金"援助的"关于我国护理队伍现状与展望调查的实施计划"进行详尽的指导,并深入细致地了解本校目标教学开展情况,听取了张培生校长的汇报,还深入课堂听课。

1996 年 6 月 18 日—24 日

世界卫生组织护理顾问 Marcin Petrini 博士来我校指导和讲学,目的是考察 WHO 及卫生部在我校所进行的教改试点情况和研讨制定护理师资培训计划。Marcin Petrini 通过听取张培生校长和郭常安老师有关本校"NER 计划"和目标教学实践的汇报、深入教室听课等活动,肯定了我校的教改实践,还专门为我校教师介绍了世界先进的护理教学理论和教学方法。

1996 年 10 月 10 日

卫生部河南省濮阳市卫 IV 项目办、卫生局局长等一行来校学习教改经验。

1996 年 10 月 21 日

广州市卫生局科教处组织广东护校、广东卫校校长和副校长等一行共 31 人,来校参加学习护理专业三年学制和四年学制的改革情况。

1996 年 11 月 4 日—9 日

全省县区卫生进修学校校长岗位培训班在我校培训楼举行,会议由卫生厅科教处主办。目的是在县区卫生进修学校中推广目标教学。陈晓非副厅长和汤菀菀副处长分别作了当前卫生形势和教学改革、医学教育管理的报告。我校郭常安、张培生、陈建荣、王海斌、梁立、朱湘云、邵爱和等老师分别作了教学模式与目标教学、现代教育理论、教学目标的分解、教学目标的课堂控制、现代教学方法的基本特征、目标教学的教学评价和实习目标管理等讲课。

1996 年 11 月 11 日

华夏基金会执行总干事吴仲坚在卫生部科教司中教处田民的陪同下,来我校考察,听取了我校关于护理教育改革的介绍,并参观了学校各科室。目前投入资金 4 万美元的华夏基金会项目——"我国护理队伍现状调查及护理人才培养的对策研究"正由我校负责实施。

1997 年 3 月 27 日

校学术委员会在第一会议室召开会议,会议主要议题是:一、贯彻四年制中专护理教学计划;二、讨论深化目标教学,研讨落实教研课题。学术委员会主任张培生校长主持了会议。

1997 年 4 月 7 日—18 日

由卫生部和 WHO 共同举办的"传染病护理教学讲习班"在我校举行。世界卫生组织顾问斯迪威女士、菲南德兹女士、史诺先生、刘玺诚研究员在讲习班上进行讲学和指导。卫生部科教司中教处田民处长、浙江省卫生厅陈晓非副厅长、汤菀菀副处长出席了开幕式。

1997 年 5 月 11 日—16 日

卫生部贯彻四年制中等护理专业教学计划讲习班在我校举行。来自全国 18 个省市的 60 余名学员参加了学习。卫生部科教司周东海副司长在讲习班上作了"面向 21 世纪、深化中等医学教育改革"的报告。中教处田民处长介绍了四年制计划中的"理念"部分。

1997 年 5 月 29 日

卫生部第二期"贯彻中专护理四年制教学计划暨现代护理发展"讲习班在校举行。来自全国 14 个省市的中专卫(护)校的 45 名学员参加了讲习班。卫生部科教司中教处田民处长出席了开幕式。华夏基金会香港办事处主任叶少仪先生、香港医疗管理创办学会主席厥港子女士偕黄匡忠、傅良眷、郑少英三位专家在讲习班上作了现代护理发展的专题报告。

1997 年 6 月 16 日下午

美国新墨西哥大学护理学院丹米拉博士等一行 7 人来我校就护理教育进行交流。

1997 年 7 月 7 日—12 日

全国护理教师培训班在我校举行,WHO 顾问湃翠妮和袁剑云两位博士亲临授课,来自全国 16 个省、市、自治区的 60 余名学员参加了本期培训班。卫生部科教司中教处裴立风副处长等参加了开幕式。

1997 年 9 月 12 日

校学术委员会召开会议,确立我校四年制护理教改试点计划。

1997 年 11 月 19 日—21 日

全国医学教育管理讲习班在我校举行。全国 15 个省市的 44 所中等卫(护)校的 53 位同志参加了本期讲习班。本期讲习班的主讲人是世界卫生组织临时顾问、新西兰籍专家彼得·戴维斯博士。

附录十九　浙江省杭州护士(卫生)学校历届
　　　　毕业生人数统计表(1974—2001 年)

单位:人

毕业时间	专业													合计
	护士	助产士	营养士	医士	卫生检验	临床检验	卫生防疫	药剂	公共卫生医士	儿童保健医士	影像技术	社区医士	中医士	
1974	355	0	0	49	22	0	21	0	0	0	0	0	0	447
1975	37	0	0	39	0	0	0	0	43	0	0	0	0	119
1976	169	0	0	176	20	0	0	0	40	0	0	0	0	405
1977	50	0	0	50	0	0	0	45	0	0	0	0	25	170
1978	138	0	0	89	0	0	0	0	0	0	0	0	0	227
1979	0	0	0	0	0	0	0	0	0	0	0	0	0	0
1980	150	40	0	40	0	0	0	0	0	0	0	0	0	230
1981	129	80	0	91	0	0	0	0	0	0	0	0	0	300
1982	99	0	0	0	0	0	0	0	0	0	0	0	0	99
1983	147	49	0	0	0	0	0	0	0	0	0	0	0	196
1984	200	49	0	0	0	0	0	0	0	0	0	0	0	249
1985	250	50	0	0	0	0	0	0	0	0	0	0	0	300
1986	244	51	0	0	0	0	0	0	0	0	0	0	0	295
1987	251	51	0	0	0	0	0	0	0	0	0	0	0	302
1988	241	50	0	0	0	0	0	0	0	0	0	0	0	291
1989	364	100	50	0	0	0	0	0	0	0	0	0	0	514

续表

毕业时间	专业													合计
	护士	助产士	营养士	医士	卫生检验	临床检验	卫生防疫	药剂	公共卫生医士	儿童保健医士	影像技术	社区医士	中医士	
1990	357	181	0	0	0	0	0	0	0	0	0	0	0	538
1991	392	98	88	0	0	0	0	0	0	0	0	0	0	578
1992	289	100	35	9	0	0	0	0	0	0	0	0	0	433
1993	299	138	0	5	0	0	0	0	0	0	0	0	0	442
1994	300	99	0	0	0	0	0	0	0	0	0	0	0	399
1995	244	50	0	0	0	0	0	0	0	0	0	0	0	294
1996	285	0	0	0	0	0	0	0	0	39	0	0	0	324
1997	323	0	0	0	0	0	0	0	0	32	0	0	0	355
1998	196	49	0	0	0	90	0	0	0	0	127	0	0	462
1999	343	49	0	0	0	43	0	0	0	0	42	39	0	516
2000	251	38	0	0	0	49	0	0	0	0	50	50	0	438
2001	199	0	0	0	0	50	0	0	0	0	87	0	0	336

材料来源：杭州护士学校历史档案。

附录二十　关于杭护、杭卫两校合并的意见

自 1995 年 8 月 24 日局党委来校宣布两校从联合办学走向合并,两校领导在杭护校召开第一次联席会议至今,我们为此也做了一些准备工作,最近我校党委再次讨论关于两校合并问题,一致认为两校合并利大于弊,但是困难还是很大的,以下是我们的意见供领导参考。

一、关于两校合并后的有利因素

1. 合并体现时代精神。杭州市中等医学教育要发展、要与国际接轨,目前两校在软、硬件上各有优劣势,两校合并可以优势互补,扬长避短,资源共享,形成合力,求得更大的办学效益。

2. 合并更有利于学校办出特色、办出水平。杭护校在 1990 年的合格评估和 1993 年的水平评估中,因为占地面积不够而评估分数降低,1996 年的省(部)级重点中专评估中,又因占地面积不够而落选,直接影响了护校上规模、上档次的步伐。而杭卫校目前仍未通过合格中专学校的评估,这在全省医学中专中是最后一所学校,且要通过合格中专评估还有很大困难。合并后可以更好地发挥护校特色,更好地利用杭卫校的有利软、硬件,使杭州市中等医学教育办出特色、办出水平。

3. 合并可以更好地发挥人力、物力资源。目前两校教师都缺编,每门课程的教师配备参差不齐,两校合并可以更合理、更充分地利用师资;再如两校合并后实验设备可以通用并且发挥优势互补。

二、两校合并后存在的困难

1. 富余人员的安排。杭护、杭卫两校行政、后勤人员合并后有部分人员富余,这部分人员的安排仅靠两校自身消化有困难。

2. 合并后两校教职工的思想工作是大量的。两校因相距较远,部分教师需要两校上课,部分行政、后勤人员也需要两校上班,使两校部分教职工不安心工作,在管理运作上确实有许多不便和困难,需作大量思想工作。

3. 在合并后的一段时间内,教令和校令的平均值将下降。

4. 杭卫校地处山坡,建造运动场地费用很大。

三、建议

1. 如确定合并，应尽快实施一套班子，包括校级、中层科室和教职工统一设置。

2. 两校合并后使用"浙江省杭州护士学校"的牌子，保留目前两校的专业设置，以招收护士专业为主。同时保留"杭州市卫生学校"牌子，以适用于护士专业之外的其他专业招生。这样有利于学校的发展。因为杭护校通过几年的教学改革，在全国、国际上都有一定的影响，在招生方面也同样存在着优势，保留杭卫校的牌子和专业对杭州卫生系统的医卫人才培养有利，可以根据需要及时调整专业。

3. 合并后需要卫生局领导近期在经费上给予大力支持。两校合并后，人员、教学设备、教学用房、交通工具等都将作一定调整和添置，希望局领导能给予大力支持。

浙江省杭州护士学校

一九九七年七月七日

后　记

　　本书的撰写源于 10 多年前的一个念头。那是在第二军医大学攻读博士学位时期,恩师姜安丽教授在一次课堂教学中颇为感慨地提到,我国护理教育发展历史很有特点,新中国成立后,也即从 20 世纪 50 年代至 80 年代基本是中专学历教育,80 年代开始逐步恢复高等教育,90 年代初开始硕士研究生教育,21 世纪初开始博士研究生教育,其发展轨迹和规律值得探究,但是相关的护理教育史研究甚是薄弱。作为一名护理教育方向的博士研究生,联想到自己从 1983 年进入杭州护士学校开始学习护理专业,到毕业后留校任教以来较为漫长的求学之路,感觉自己应该可以做点什么。

　　在杭州师范大学护理学院(前身即杭州护士学校)即将迎来百年庆典之际,本人作为当时的学院副院长和学科带头人开始思考,将具有悠久护理教育历史的本校作为研究个案,从微观史个案研究的视角去探讨近现代护理教育的发展与变迁,以培养目标为切入点回答不同层次护理教育的质量与标准,试图总结出各层次护理教育培养目标的特征,并在此基础上梳理出一条相对清晰的护理教育发展历史时间轴。基于此,由弟子宇寰以完成硕士学位论文为契机,承担大量资料搜集和分析整理工作,本书总体研究工作历时 4 年,此刻出版,内心感慨万千,难忘在本书撰写过程中所有给予过帮助的人。

　　中国护理教育专家姜安丽教授,作为您的弟子,我一直感到非常幸运,本书的完成离不开您高屋建瓴的指导和帮助。杭州护士学校老校长郭常安先生,作为本书最早的口述者之一,您一直致力于开展护理教育改革,并在退休后精心梳理在任期间的护理教育工作经历。感谢您在本书创作过程中的无私奉献,感谢您对历史资料的悉心梳理、记录、保存、陈述,便于我们对历史事实合理地追溯。感谢您在文稿完成后亲力亲为的审读和编辑,并对一些错误亲自进行了修订。您平易近人,言传身教让我们时刻不忘护理教育者的使命与责任。

　　杭州师范大学档案馆胡琴琴馆长,难忘您从历史文献学角度为本书提出的建设性思路,难忘您对重点历史阶段的周全思虑与悉心提示,难忘在搜集文献资料时档案馆提供的坚实事实依据,同时感谢朱国清老师为历史档案资料的翻拍、复印及摘录提供的技术支持。档案馆的多位同仁在历史文献资料的梳理与写作方面颇具心得和经验,感谢你们在本书的编辑范式、处理模式和文字写作等方面给予的帮助与指导。

本书的出版也受益于杭州师范大学护理学专业的多位校友,感谢第34届南丁格尔奖获得者张水华女士,感谢原毛泽东同志的保健护士、全国三八红旗手俞雅菊女士,感谢叶俊校长、曹雪珍老师等已退休的老领导、老教师,感谢刘晓琴、吴瑞等在岗的护理同仁,多年来你们为护理事业贡献力量,并在本书的口述史环节毫不吝啬地讲述你们与护理教育的前世今生,感谢你们对本书的撰写提出的指导、提供的帮助,感谢一个个鲜活的故事,仿如一份份真挚的历史剪影,成为本书的灵魂。

本书能出版也离不开研究生团队的倾情付出,感谢王航赛、陈亚明、蔡婷婷、王亚婷、施敏敏、邹丽燕、裘奕嘉、刘慧萍等同学在研究与写作过程中付出的努力,感谢在本书创作期间给予过关心和帮助的老师与同学们,感谢你们的一路同行。

本书即将付印,再次翻看书稿,既欣慰,又因能力所限,未能完全呈现研究个案和历史资料的全部而心有戚戚。但我们相信,在"健康中国"的宏观指导下,我们将一如既往地关注中国护理教育的发展,作为教育者积极创新、勇于突破,思考个人在改变社会民生的护理教育工作中应承担的使命和责任。我们相信,已走过百年变迁的护理教育必将在下一个历史阶段发展出更加丰富的内涵与深刻的意义。在此,我们一并向所有为本书的出版付出努力和心血的专家学者,以及帮助过我们的同行和朋友表示最真挚的感谢!

2017 年 12 月